Vol.3 POT ファシリテーター養成マニュアル

Paramedic
Orbital
Training

救急振興財団救急救命東京研修所　教授

南　浩一郎　著

Facilitator Training for POT

ぱーそん書房

■はじめに

　POTアドバンスを始めて既に4年が経過している。最初の頃は、やり方も行き当たりばったりで、機器が整わなかったり、ファシリテートがうまくいかずデスカッションもままならなかった。しかし、数年の試行錯誤の末にやっと『誰でもやろうと思うと、開催が可能な形』に進化することができた。タブレットを用いて数名のグループで議論しながら進める今のやり方は、講義スタイルというより討論会スタイルになっている。症例も最初は診断にこだわってきたが、今は救急活動時に問題となることを中心に議論するように変化してきている。今のPOTアドバンスは『救命士が救命士を養成するためのケーススタディ』という形になり、ファシリテーターも徐々に増えて、自分の職場で開催するところも増えてきている。これは、私の理想としていた『POTアドバンス＝考える救命士の養成ツール』に少し近づくことができたのではないかと思う。

　今回は、POTアドバンスの普及により、同じ症例を目にする機会が増えて、勉強する症例を新たにイノベーションさせることが必要となってきたために、新たに20症例をPOTファシリテーターマニュアルVOL.3として書き上げた。以前の2冊は私の個人的な経験などに基づく症例が主であったが、今回の多くは医師国家試験に出題されている症例を用いている。救命士の方にも医師国家試験にどのような問題が出されているのかと興味をもってもらえると思う。"なんだ、こんな症例が出ていたのか"とおもしろく思って頂ければ幸いである。

　POTアドバンスは『救命士が救命士を要請するためのケーススタディ』が目標であり、これを用いて臨床能力や病態推論能力をつけるために開発されたものである。「POTファシリテーターマニュアル」、「続POTファシリテーターマニュアル」、今回の「POTファシリテーターマニュアルVOL.3」を活用して、ぜひOJTを充実させて頂きたい。

　今回もまた、ぱーそん書房の山本様、レールダルメディカルジャパンの高橋様など多くの方にご協力頂いた。POTアドバンスがこのように成長できたのも、皆様のご協力、ご鞭撻の賜物とこの場を借りて感謝の意を表したい。

平成30年6月吉日

南　浩一郎
POT web サイト　http://www.geocities.jp/mqpxp905/

■ 目次 ■

症例 1　急性心筋梗塞 (左冠状動脈)、プレショック、関連痛 ──────── 1

症例 2　心原性ショック、心筋梗塞 (右冠状動脈) ─────────── 5

症例 3　大動脈弁狭窄症による心原性ショック ──────────── 9

症例 4　感染性髄膜炎 ──────────────────────── 13

症例 5　軽いくも膜下出血からの脳血管攣縮 ──────────── 17

症例 6　脳梗塞 (心原性脳塞栓症) ─────────────────── 21

症例 7　アスピリン喘息 ─────────────────────── 25

症例 8　緊張性気胸 ──────────────────────── 29

症例 9　肺血栓塞栓症 ─────────────────────── 33

症例 10　肝硬変、食道静脈瘤からの出血 ──────────── 37

症例 11　急性膵炎による敗血症性ショック ──────────── 41

症例 12　糖尿病ケトアシドーシス ───────────────── 45

症例 13　高浸透圧高血糖症候群 (非ケトン性高浸透圧性糖尿病昏睡) ─── 49

症例 14　低血糖 ─────────────────────────── 53

症例 15　周期性四肢麻痺 (甲状腺機能亢進症、バセドウ病) ─── 57

症例 16　急性腎障害 ──────────────────────── 61

症例 17　腸管出血性大腸菌感染症 ───────────────── 65

症例 18　WPW 症候群による頻拍性不整脈 ──────────── 69

症例 19　アナフィラキシーショック ───────────────── 73

症例 20　ギラン・バレー症候群 ─────────────────── 77

症例 01

Facilitator Training for POT (FTP)

難易度 **B**

■傷病者情報

覚　知	午後1時40分
傷病者	55歳　男性
主　訴	心窩部痛
通報者	会社の同僚
現　場	東京都渋谷区

55歳の男性。"みぞおちが痛む"という訴えがあり、救急要請。1週間前からみぞおちが痛むことが時々あった。胃腸薬を飲んで様子をみているが改善しない。10年前から脂質異常症を指摘され内服治療中。昨年、胃潰瘍でピロリ菌を除菌。意識は清明。

Q：本症例の病態を説明しなさい

傷病者の外見・身体所見

[体位による変動]

	血圧	心拍数	SpO₂
仰臥位	108/60	120	98
下肢挙上	110/60	130	98
起坐位	96/60	110	98

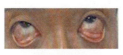

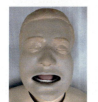
全体的に青ざめている

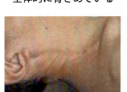
坐位では外頸静脈は見えなくなる

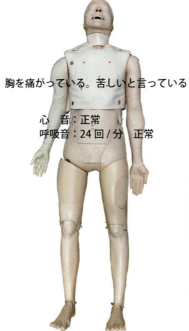
胸を痛がっている。苦しいと言っている
心　音：正常
呼吸音：24回/分　正常

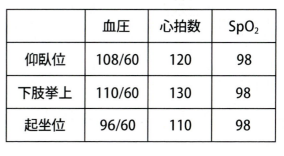
腹部：押さえても硬い部分や痛がるところはなし

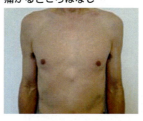
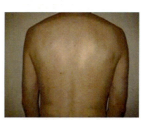
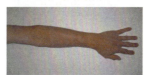
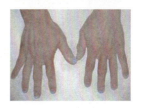

神経学的所見：麻痺なし

リフィリングタイム：2秒
体温：36.8℃

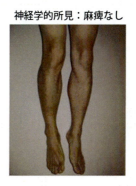

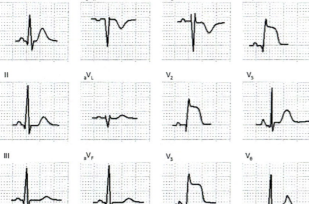
12誘導心電図

鑑別のポイント

55歳の男性。みぞおちが痛むという訴えがあり、救急要請。

	血圧	心拍数	SpO₂
仰臥位	108/60	120	98
下肢挙上	110/60	130	98
起坐位	96/60	110	98

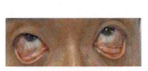

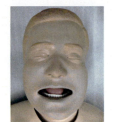

全体的に青ざめている→チアノーゼ

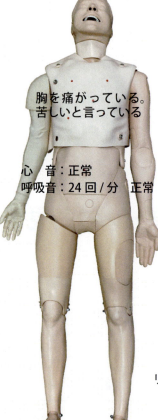

胸を痛がっている。苦しいと言っている

心　音：正常
呼吸音：24回/分　正常

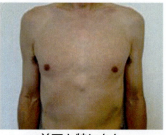

腹部：押さえても硬い部分や痛がるところはなし

前面も特になし

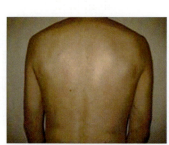

背面も特になし

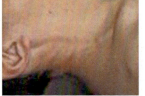

坐位では外頸静脈は見えなくなる→正常

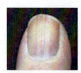

リフィリングタイム：2秒
体温：36.8℃

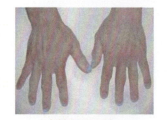

末梢循環不全

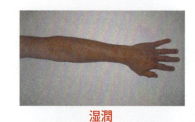

湿潤

神経学的所見：麻痺なし

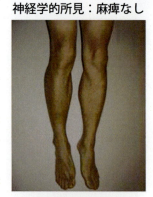

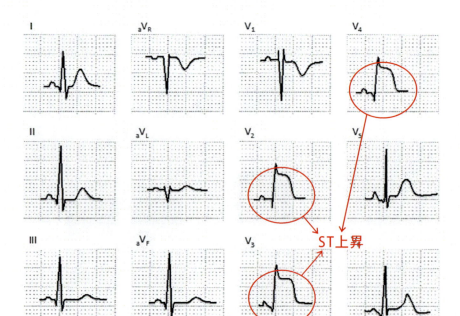

12誘導心電図

ST上昇

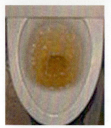

尿：所見なし

講義の進め方

心筋梗塞

12誘導心電図 胸部誘導でST上昇

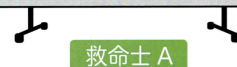
救命士A

心筋梗塞、胃潰瘍

心窩部痛

12誘導心電図 胸部誘導でST上昇。血圧は今は維持できているが、動態はよくない。いつショックになってもおかしくない。

救命士B

ファシリテーター(F)：では病態を説明してください。
救命士A：本症例は心筋梗塞です。観察される所見は12誘導心電図でST上昇がみられます。
F：なるほどその根拠は？
救命士A：胸部誘導でSTが上昇しています。
F：消化器の病気ではないのですか？ 胃潰瘍もありますが。
救命士A：はい。これは12誘導心電図から心筋梗塞と考えるべきです。
F：心電図が優勢と考えるのですね。
救命士A：そうです。
F：心筋梗塞はどこの部位かわかりますか？
救命士A：胸部誘導でSTが上昇しているので、前壁梗塞です。
F：冠状動脈ではどちらでしょうか？
救命士A：どちらでしょうか。はっきりしません。
F：では、重症度は高くない心筋梗塞ですね。緊急度は？
救命士A：緊急度は高いと思います。

F：では病態を説明してください。
救命士B：本症例はやはり胃潰瘍の再発と心筋梗塞の2つを考えるべきです。
F：なるほど。その根拠はなんですか？
救命士B：消化管の痛みと心電図所見です。
F：なるほど。心電図はどこが異常でしょうか？
救命士B：胸部誘導で広範にSTの上昇がみられます。
F：冠状動脈ではどちらでしょうか？
救命士B：左冠状動脈だと思います。それも結構メインの部分ではないでしょうか。
F：緊急度は？
救命士B：高いです。今は、ショックにまでは至っていないけど、プレショックという感じだと思います。
F：では、緊急度、重症度とも高いと。
救命士B：そうですね。何かあるとすぐに不整脈や心不全に陥りやすい状態と考えます。
F：了解しました。

診断

・急性心筋梗塞（左冠状動脈）
・プレショック
・関連痛

考察

急性冠症候群における胸痛の性質は重苦しい、圧迫される、締めつけられる、息がつまる、焼けるようなという表現が多く、痛みというより不快感として訴えることもある。刺されるような痛みやチクチクする痛みは狭心痛ではない。通常、呼吸や咳、体位変換の影響を受けない。胸痛の部位は前胸部、胸骨下が多く、放散痛は下顎、頸部、左腕、心窩部に出現する。胸痛の持続時間は数分程度が多く、長くても15~20分である。30分以上持続する場合は重症の急性冠症候群を考える。胸痛の持続が20秒以下のときは狭心痛ではない(日本循環器学会：急性冠症候群の診療に関するガイドライン. Circ J 66(Suppl IV): 1123-1163, 2002)。

心筋梗塞の痛みは内臓痛であり胸痛というより、前胸部絞扼感、灼熱感、圧迫感などと表現され、約半数以上の症例に左肩～左腕の関連痛を伴う。もし傷病者が痛みの部位を指し示すことができるような

ら、心臓由来の可能性は低い。喫煙、高血圧、糖尿病、脂質異常症などの冠危険因子をもつ中高年者が、急に持続性の胸痛を訴える場合やショック状態になった場合には、急性心筋梗塞の可能性を考慮して速やかに心電図検査を行う必要がある。

本症例で観察される所見は、①12誘導心電図の胸部誘導（V2〜V4）で広範なST上昇、②チアノーゼ（顔面）、③末梢循環不全（手）、が挙げられる。現場到着時は胸痛がないことにより、まず胃潰瘍などの消化器症状を疑うであろう。II誘導ではSTが上昇していないので、12誘導心電図を行わないと所見ははっきりしない。ここで、12誘導心電図を行うかどうかで、診断が確定するかどうかが決まる。現在、救命士は12誘導心電図を使用する機会が多くなってきている。日本蘇生協議会の「JRC蘇生ガイドライン2015」においても図のように救急隊員による12誘導心電図を測定することを推奨している。

関連痛とは、身体のある部位が原因で起こる痛みを、原因となる部位から離れた部位に感じる痛みのことである。関連痛が生じる主な原因は内臓だが、内臓以外にも筋肉や関節の障害によっても起こる。末梢神経などの圧迫によって末梢神経に沿って広がる痛みのことを放散痛と呼ぶ。関連痛のメカニズムは、そこからの痛み情報が末梢神経を伝わって脊髄に入力される際に、同じレベルの脊髄に入力している皮膚デルマトームの領域に痛みを感じる。つまり、同じレベルの脊髄に入力する末梢神経には、内臓由来の情報と皮膚由来の情報が入力されているが、一般的に皮膚由来の痛覚神経の方が多いため、脊髄に入力してきた痛み情報が脳に伝達される際に、内臓ではなく、皮膚からのものであるという脳の誤認識によって引き起こされる。

指導のポイント

この症例の指導のポイントは以下のとおりである。
① 心窩部痛から虚血性心疾患を検索できるか？（関連痛、放散痛を理解させる）
② 12誘導心電図から左冠状動脈の虚血であることがわかるか？
③ プレショック状態であることが把握でき、報告できるか？
の3点である。

症例の難易度は高くはなく、症例の診断を正確に導き出せる救命士は大多数と思われる。今回は12誘導心電図が初めから与えられているので考えやすいが、通常は心窩部痛で12誘導心電図を最初から検査することはない。ファシリテーターの役割としては、まずしっかり所見を取らせて、心筋梗塞を想像できたかどうかを議論の中心にもってくる。場合によっては12誘導心電図のみから心筋梗塞と診断する救命士もいると思うが、現場でそのように判断することが可能なのか、救命士が医療機関へ報告する際に心窩部痛の傷病者で12誘導心電図から心筋梗塞が疑われるという報告ができるのかなどを議論する。また、診断を行ったら、その後の重症度・緊急度まで考察するような姿勢が大切であることに気づいてもらうことなどを議論する。

数名の救命士が同じような報告をする可能性も高い。ファシリテーターは類似した報告から、多数決などの手法を用いてどの報告がよかったのか、またその報告の何がよかったのかなどを引き出し、このような症例ではどういう観察や状態の報告がベターなのかを検討する。

また、心不全ではないが、まさにそこに至る経過中であることがわかれば、この症例に輸液が必要であるかを問い、どうすればいいかなどを考えさせる。特に体位管理によるバイタル変動を指摘できない救命士にはしっかり心不全とは何かを理解させる。胸部の呼吸音の聴診所見を見落としていた場合は、それも併せて呼吸音の観察の重要性を指摘する。

最後に心臓の支配血管の図を参考にしながら、心臓の支配血管の走行と心電図所見を結びつけるように日頃から基礎的な解剖などを学習する重要性を印象づけるとともに、関連痛や放散痛についての知識を身につける。

■関連痛、放散痛を理解させる

原因の臓器から離れたところに感じる痛みを『放散痛』という。発見が遅れることから、心筋梗塞で怖いのは実はこの放散痛である。特に多い箇所として、①歯・顎、②左肩、③みぞおち、の3ヵ所が知られている。ほかにも背中の痛みや頭痛が、狭心症や心筋梗塞の放散痛として起こることが知られている。この心筋梗塞による放散痛は、特に女性において一定の割合でみられる。

また、テキストや国家試験では、心筋梗塞の痛みは『心臓をわしづかみにされたような痛み』『左胸をゾウに踏みつけられたような痛み』などと表現されている。心筋梗塞は、テキストに書かれているような典型的な左胸の尋常でない痛みで発症することもあるので注意が必要である。

● 虚血を示唆する胸部不快感に対する処置のフローチャート ●
（日本蘇生協議会：JRC蘇生ガイドライン2015, p294, 医学書院, 東京, 2016）

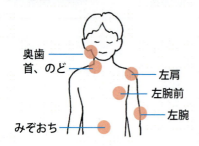

症例 02

Facilitator Training for POT (FTP)

難易度 A

■傷病者情報

覚　知	午前9時40分
傷病者	55歳　男性
主　訴	意識障害・胸痛・呼吸困難
通報者	隣人
現　場	○○県○○郡

　55歳の男性。前胸部痛を主訴に救急要請。胸痛は1時間前に朝食の準備をしていたところ突然生じ、前胸部から咽頭部、両頸部にかけての締めつけられる痛みで現在も持続している。高血圧症と脂質異常症で5年前から内服治療を継続している。意識は清明。心電図検査の後から、突然の一過性の意識消失発作を繰り返すようになった（医師国家試験110回D2から改変）。

Q：本症例の病態を説明しなさい

傷病者の外見・身体所見

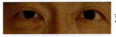
対光反射：正常

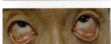

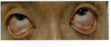
全体的に青ざめている

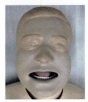

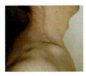
起坐位

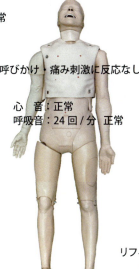
呼びかけ・痛み刺激に反応なし
心　音：正常
呼吸音：24回/分　正常

[体位による変動]

	血圧	心拍数	SpO$_2$
仰臥位	80/40	40	97
下肢挙上	90/50	40	97
起坐位	80/40	40	97

リフィリングタイム：3秒
体温：36.8℃

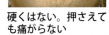
硬くはない。押さえても痛がらない

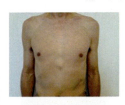

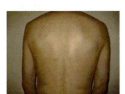

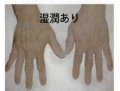
湿潤あり

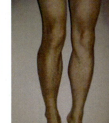

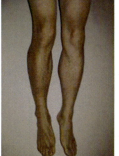

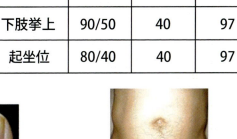
記録速度 25mm/秒
（医師国家試験 110回 D28）

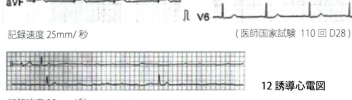
記録速度 25mm/秒

12誘導心電図

鑑別のポイント

前胸部痛を主訴に救急要請。胸痛は1時間前に朝食の準備をしていたところ突然生じ、前胸部から咽頭部、両頸部にかけての締めつけられる痛みで現在も持続している。心電図検査の後から、突然の一過性の意識消失発作を繰り返すようになった。

	血圧	心拍数	SpO$_2$
仰臥位	80/40	40	97
下肢挙上	90/50	40	97
起坐位	80/40	40	97

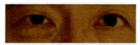
対光反射：正常

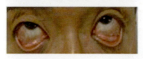

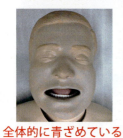
全体的に青ざめている

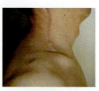
起坐位
怒張がみられる

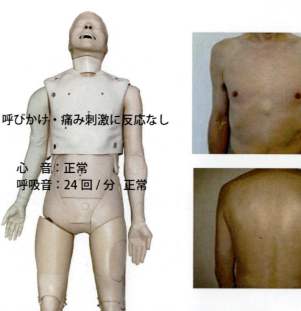
呼びかけ・痛み刺激に反応なし
心音：正常
呼吸音：24回/分 正常

硬くはない。押さえても痛がらない

リフィリングタイム：3秒
体温：36.8℃

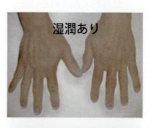
湿潤あり

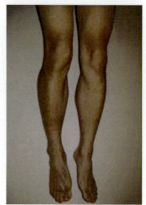

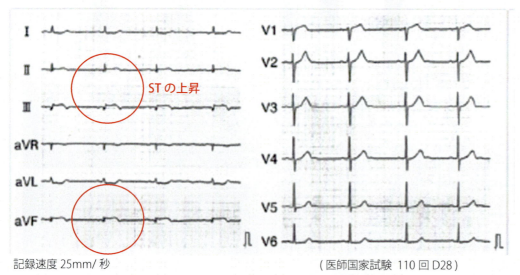
STの上昇
記録速度 25mm/秒
（医師国家試験 110回 D28）

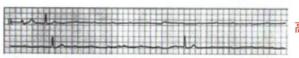
記録速度 25mm/秒
高度徐脈

12誘導心電図

講義の進め方

```
心筋梗塞
観察される所見：
12誘導心電図でST上昇
徐脈
```

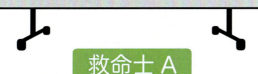

```
右心不全(心筋梗塞)
胸痛発作
心電図所見(II、III、aVF)にて
STの上昇
外頸静脈怒張
```

救命士A

F：では病態を説明してください。

救命士A：本症例は明らかに心筋梗塞です。観察される所見は12誘導心電図でST上昇がみられます。

F：心筋梗塞はどこの部位かわかりますか？

救命士A：II、III、aVF誘導でSTが上昇しているので、下壁梗塞です。

F：ほかはありませんか？

救命士A：徐脈がみられます。

F：この傷病者の重症度は？

救命士A：ショックにまでは至っていないと思います。

F：搬送について注意することはないですか？

救命士A：やはり心筋梗塞なので、致死性の不整脈に気をつけるべきだと思います。

F：搬送時間がかなりかかる場合、この症例ではドクターカーまたはドクターヘリを要請しますか？

救命士A：要請します。

F：ほかの救命士の方に聞いてみましょう。(全員へ質問)この症例ではドクターカーまたはドクターヘリを要請しますか？

F：(要請するという救命士1へ)どうしてですか？

救命士1：やはり、現在アトロピンなどの心拍数を増やすものが使用できないので呼ぶべきです。

F：(要請しないというほかの救命士2へ)どうしてですか？

救命士2：バイタルがもちそうなので、呼ばなくてもいいかもしれません。ただ、なるべく近いところに搬送すべきです。

救命士B

F：では病態を説明してください。

救命士B：本症例は右心不全を起こした心筋梗塞です。

F：なるほど。その根拠はなんですか？

救命士B：胸痛発作と心電図所見です。外頸静脈の怒張もあると思います。

F：なるほど。心電図はどこが異常でしょうか？

救命士B：II、III、aVFにで広範にSTの上昇がみられます。

F：冠状動脈ではどちらでしょうか？

救命士B：右冠状動脈だと思います。

F：緊急度は？

救命士B：高いです。まずチアノーゼが出ているし、手足も循環が悪い。今はショックにまでは至っていないけど、ショックという感じだと思います。

F：緊急度、重症度も高いのですか。

救命士B：そうですね。何かあるとすぐにVFとか不整脈や心不全に陥りやすい状態と考えます。

F：ほかの救命士の方に聞いてみましょう。(全員へ質問)この症例では直近の病院へバイパスを要請しますか？

F：(要請するという救命士1へ)どうしてですか？

救命士1：欠神発作があるということはかなり重症だと考えられます。

F：(要請しないというほかの救命士2へ)どうしてですか？

救命士2：心筋梗塞なので急ぎ再開通をすべきです。このままのバイタルサインだともつような気がするのでそのまま行きます。

診断

・心原性ショック
・心筋梗塞 (右冠状動脈)

考察

本症例にみられる所見は、
・意識レベルがクリア
・ショックバイタル
・12 誘導心電図 (II、III、aVF) で ST の上昇
・高度徐脈
・両肺野呼吸音は正常
・頸静脈怒張 (右心不全)
である。
　現場到着時は意識の確認、呼吸数、脈拍の確認を行い意識レベルはクリアだがショックバイタルである。眼球結膜は正常。SpO2 は低下しており、呼吸数は 24 回と頻呼吸。両肺野は正常音。12 誘導心電図 (II、III、aVF) からは、右冠状動脈梗塞の所見、高度徐脈がある。以上の所見から、急性に発症した下壁心筋梗塞による心原性ショック (右心不全) である。12 誘導心電図が診断の決め手になる。

■心筋梗塞と洞性徐脈について

洞性徐脈は急性心筋梗塞の 16 ～ 25%に起こるとされている。特に下壁梗塞や後壁梗塞が主である。洞性徐脈は下壁梗塞の冠状動脈の閉塞の鑑別診断の指標として役立つとされている。下壁梗塞は心電図の II、III、aVF にその所見が現れるが、右冠状動脈閉塞か左回旋枝閉塞によって起こる。洞性徐脈は、右冠状動脈閉塞による下壁梗塞に認められるが、左回旋枝閉塞による下壁梗塞では洞性徐脈は認められない (つまりは下壁梗塞で洞性徐脈が認められた場合は、右冠状動脈の閉塞を意味する)。また右冠状動脈の閉塞部位を近位部と末梢部位で比較したときに、近位部が閉塞している方がより徐脈が強度であるといわれている。
　心筋梗塞に認める洞性徐脈は、その多くは一過性であるが、時に心拍出量などの減少が血行動態の変化を引き起こし、心不全やさらなる虚血の増悪をもたらす。このことがさらなる重篤な徐脈の原因をつくりあげることになる。
　救急外来では、血行動態に伴う症状や虚血症状が出現したときはアトロピンが使用されるが、持続する洞性徐脈は一時的なペースメーカーを必要とするかもしれない。さらには梗塞以前に洞結節の自動能を低下させる薬やβブロッカーが使用されていた症例には、一時的なペースメーカーが必要なことがある。

その他の不整脈では房室結節調律や心室固有調律の頻度はそれぞれ 20%、15%に認められ、これらは上位のペースメーカーが働かなくなったときや、房室ブロックが生じたときの補充収縮の形として認められる。

■心筋梗塞に合併する房室ブロック I ～ III 度

I 度房室ブロックは急性心筋梗塞の 4 ～ 14%に認められる。II 度房室ブロックの Wenckbach type は 10%に認められる。普通は一過性で、72 時間くらいで回復する。このブロックは房室結節内で認められ迷走神経の緊張でも引き起こされる (前壁梗塞より下壁梗塞においてより頻度が高い)。Mobitz type II 型は稀で、傷病者の 1%以下で通常は房室結節または His 束の障害を意味する。このタイプは前壁梗塞に多く、時には脚ブロックの障害も同時に認めることもあり、完全房室ブロックへ移行する可能性が増加する。次に III 度 (完全房室ブロック) は急性心筋梗塞の 5 ～ 8%に認められるが、前壁梗塞に比べ下壁梗塞に 2 倍頻度が高いとされている。完全房室ブロックの出現は心筋梗塞後平均 2 ～ 6 日とされている (三田村秀夫：心臓財団虚血性心疾患セミナー　虚血性心疾患の不整脈とその対策. 心臓 32 (9):746-747, 2000)。

指導のポイント

この症例の指導のポイントは、
①胸痛から虚血性心疾患を検索できるか？
②12 誘導心電図から右冠状動脈の虚血であることがわかるか？
③プレショック状態であることが把握でき報告できるか？
の 3 点である。
　症例の診断を正確に導き出せる救命士は大多数と思われる。ファシリテーターの役割としては、心筋梗塞と診断した根拠を整理することにある。場合によっては 12 誘導心電図のみから心筋梗塞と診断する救命士もいると思う。診断を行ったら、その後その重症度、緊急度まで検索するような姿勢が大切であることに気づいてもらう。
　数名の救命士が同じような報告をする可能性も高い。ファシリテーターは類似した報告から、多数決などの手法を用いてどの報告がよかったのか、またその報告の何がよかったのかなどを引き出し、このような症例ではどういう観察や状態の報告がベターなのかを検討する。
　また、このように高度徐脈の場合で搬送距離が長い場合はどうするのかフリーに討論させる。救命士がどのように判断するかは、個人の考えによりこれが正しいという答えは存在しないので、なるべく多くの救命士の意見を参考にすることが望ましい。

症例 03

Facilitator Training for POT (FTP)

難易度 **B**

■傷病者情報

覚　知	午前8時40分
傷病者	70歳　男性
主　訴	胸部絞扼感
通報者	隣人
現　場	○○県○○郡

　70歳の男性。胸部絞扼感を主訴に、たまたま訪問した隣人が救急要請。1ヵ月前から階段昇降時に胸部絞扼感があった。1人暮らし。生来健康である。ADLは自立している。脈拍76/分、整。血圧110/70mmHg。

Q：本症例の病態を説明しなさい

傷病者の外見・身体所見

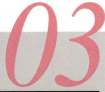

対光反射：正常

顔面全体は蒼白

意識はクリア

心　音：胸骨右縁第2肋間に収縮期雑音
呼吸音：24回/分　左右下肺野に吸気時・低調性・断続性ラ音

押さえても硬いところはなし

神経学的所見：正常

仰臥位　　坐位

[体位による変動]

	血圧	心拍数	SpO$_2$
仰臥位	80/50	100	96
下肢挙上	70/30	120	94
起坐位	80/50	110	97

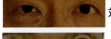
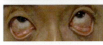

やや湿潤

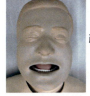

リフィリングタイム：5秒
体温：36.8℃

やや湿潤

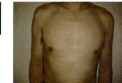
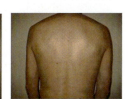

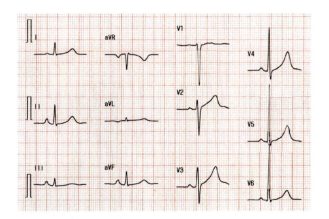

12誘導心電図

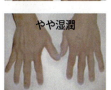

鑑別のポイント

主訴：胸部絞扼感

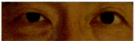
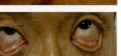
対光反射：正常

	血圧	心拍数	SpO₂
仰臥位	80/50	100	96
下肢挙上	70/30	120	94
起坐位	80/50	110	97

意識はクリア

心　音：胸骨右縁第2肋間に**収縮期雑音**
呼吸音：24回/分　**左右下肺野に吸気時・低調性・断続性ラ音**

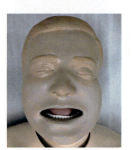
**顔面全体は蒼白
→チアノーゼ**

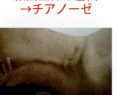
仰臥位

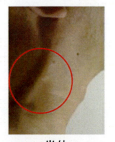
坐位
外頸静脈の怒張

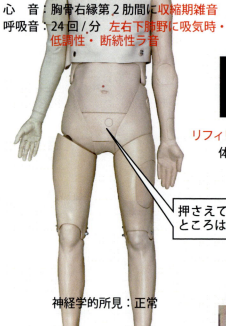

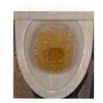
リフィリングタイム：5秒
体温：36.8℃

押さえても硬い
ところはなし

神経学的所見：正常

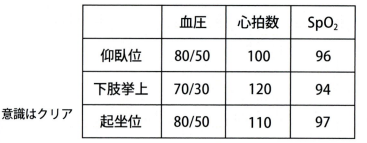

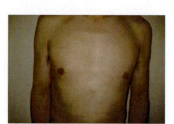

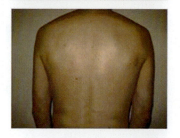
やや湿潤

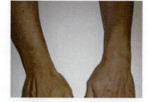
やや湿潤

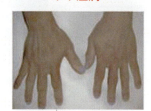

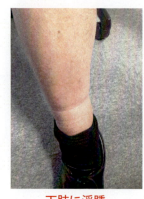
下肢に浮腫

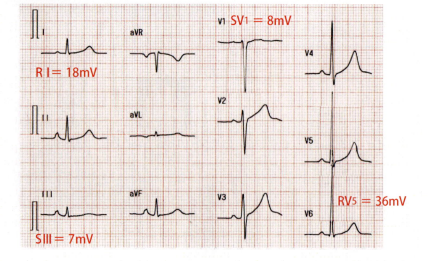

RⅠ = 18mV
SⅢ = 7mV
SV1 = 8mV
RV5 = 36mV

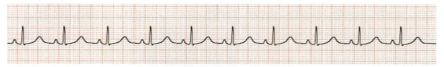

12誘導心電図→**左心肥大**

講義の進め方

```
心原性ショック

観察される所見：
  呼吸音　湿性ラ音
  浮腫
  大動脈弁閉鎖不全
```

 救命士A

```
心原性ショック

大動脈弁狭窄（左・右心不全）
呼吸困難

心電図所見（胸部誘導）にて左心
肥大

起坐位にて循環動態の改善

胸部→湿性ラ音　心音（収縮期雑音）
```

 救命士B

F：では病態を説明してください。

救命士A：本症例は心原性ショックです。血圧が低下して、肺野には湿性ラ音が聴かれます。また、下肢には浮腫があります。

F：ほかはありませんか？

救命士A：心音が正常ではないような気がしますが、はっきりとしたことはわかりません。

F：この傷病者は心原性ショックだということですが、その根拠は？

救命士A：血圧が低いし、肺水腫があるので。

F：それ以外は？

救命士A：下肢の浮腫でしょうか。

F：この病態はズバリなんでしょうか？

救命士A：心雑音がします。それも胸骨右縁第2肋間に雑音があります。多分、大動脈の疾患でしょう。残念ですが、そこまでしかわかりません。

F：では病態を説明してください。

救命士B：本症例は心臓弁膜症が増悪した心原性のショックです。

F：なるほど。その根拠はなんですか？

救命士B：まず、心原性ショックは血圧がショックバイタルであり、末梢には血流が届いていない所見がみられます。まず、ショックですが、結膜には貧血もなく、血球成分がなくなっているとは思えません。起坐位になって血圧が改善しているので、Frank-Staring曲線では心不全を呈している感じのものを想像しています。あと、心肥大が心電図に所見として観察されます。肺野には低調性・断続性ラ音が聴取されます。

F：なるほど。心臓弁膜症と考えられたのはどこの異常でしょうか？

救命士B：心音が異常です。I音とII音の間に雑音が聴こえます。これは収縮期雑音で多分、大動脈狭窄が考えやすいかと思います。

F：なるほど。では緊急度は？

救命士B：高いです。まず、チアノーゼが出ているし、手足も循環が悪いです。

F：緊急度、重症度とも高いのですか。

救命士B：そうだと思います。

診断

診断名：大動脈弁狭窄症による心原性ショック
大項目：心疾患
中項目：心原性ショック
小項目：慢性心不全（急性増悪）、大動脈弁狭窄症

考察

本症例にみられる所見は、
・意識レベルがクリア
・ショックバイタル
・両肺に吸気時に断続性・低調性のラ音を聴取
・12誘導心電図で左心肥大の所見（V5でRの増高）
・心音で胸骨第2肋間に収縮期雑音
である。

現場到着時は意識の確認、呼吸数、脈拍の確認を行いショックバイタルを確かめる。眼球結膜は正常。SpO₂は低下しており、呼吸数は24回と頻呼吸。また、両肺野からは吸気時に断続性・低調性のラ音を聴取する。これらの容量負荷を軽減させると上肢挙上で改善するが、逆に下肢を挙上させるとショック状態が増悪する。12誘導心電図からは、左心肥大の所見がある。また、下肢には浮腫の所見があり、慢性的な心不全があったことが疑われる。さらに、胸骨第2肋間から収縮期雑音が聴かれる。以上の所見から、慢性心不全の状態がなんらかの原因で増悪した心原性心不全と考えられる。おそらく慢性心不全の原因は大動脈弁狭窄症が最も考えられる。

■ 指導のポイント

　この症例の指導のポイントは、
・理学的所見から心原性ショックを鑑別できるか？
である。
　症例自体の難易度は高い。しかし、診断を正確に導き出せなくとも、ショックの診断を行うことは救命士には必須と考えられる。ファシリテーターの役割としては、心原性ショックと診断した根拠を整理することにある。場合によってはショックとのみ診断する救命士もいると思う。今回の症例のポイントはその根拠を検索し、かつ報告できるかである。心原性ショック、特に左心不全である根拠は肺にうっ血している点、前負荷を軽減する起坐位にした時点で循環動態が改善する点を根拠として挙げる必要がある。報告の時点で湿性ラ音という報告が多いと思うが、実際は『どこに、どんな呼吸音がするのかを』科学的に報告しなければいけない(低調性・断続性のラ音)。
　次に診断であるが、心音からある程度予想がついている救命士も多いのではないかと思う。心音はどこで聞けばいいのか？などは基本的な知識であるので、受講者にはしっかり理解してもらう。

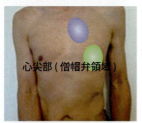

心尖部(僧帽弁領域)
心基部 第2肋間胸骨右縁(大動脈領域)

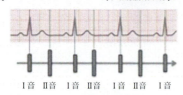

心音：「ドックン」は「閉鎖音」
Ⅰ音：「ドッ」心室収縮初期僧帽弁閉鎖(Ⅰ音)
Ⅱ音：「クン」心室拡張初期大動脈閉鎖(Ⅱ音)

　正常の心音は主にⅠ音、Ⅱ音からなり、これがどの構成成分からなるのかはしっかりと理解させておく。
　心雑音であるが、複雑なものを聴き分ける必要はないと思われるが、収縮期雑音とはどういうものか、拡張期雑音とはどのようなものかを知っておくことはそんなに難しいことではない。この症例を機会に理解を深めてもらえるように説明する。

〈大動脈弁狭窄症とは〉

　はじめは症状を伴わず進行する。進行すると、狭心症のように胸が痛くなったり、失神したり、心不全になるなどの症状を呈する。心不全を発症すると、疲れやすい、歩くなど軽い労作で息切れがする、横になると呼吸が苦しく、特に朝方息苦しくなる、足がむくむ、などの症状が認められる。また、突然死の可能性があるといわれている。

＊原因・病態
　さまざまな原因(動脈硬化・リウマチ熱・二尖弁など)により弁の性質が硬化し、通過できる面積が狭くなることで大動脈弁狭窄症となる。
＊全身の診察
　心雑音を聴取。心不全を発症しているかは、心臓や肺の聴診に加え、首の静脈の張りや腹部や足のむくみなど心不全で認められやすい所見の有無を確認する。
＊心電図検査
　心臓に圧力の負荷がかかっている所見がないか、また虚血性心疾患(狭心症・心筋梗塞)などを合併していないかなどを確認する。

〈大動脈弁閉鎖不全症とは〉

　大動脈から心臓に血液が逆流してしまう。症状として、一般的には、はじめは症状を伴わず進行する。進行すると、疲れやすくなったり、運動したときの息切れが強くなったり、夜間睡眠中に呼吸が苦しくなったり、寝ていられなくなり座って呼吸するようになったりする。
＊原因・病態
　原因としては、大動脈弁自体の異常として加齢や高血圧や感染症による弁の変化が挙げられ、大動脈の異常として大動脈瘤・大動脈解離、そして先天性の疾患(Marfan症候群など)が挙げられる。
＊全身の診察
　心雑音を聴取。胸の表面に心臓の拍動が触れることがあり、また大動脈に異常がある場合は腹部などで大動脈の拍動がわかる。
＊心電図検査
　心臓に圧力の負荷がかかっている所見がないか、また虚血性心疾患(狭心症・心筋梗塞)などを合併していないかなどを確認する。

■ 収縮期雑音

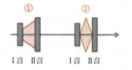

①僧帽弁閉鎖不全症 (逆流性)左心室→左心房
①心室中隔穿孔 (逆流性)左心室→右室(左・右シャント)
②大動脈弁狭窄症 (駆出性)左心室→大動脈

■ 拡張期雑音

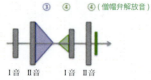

②大動脈弁閉鎖不全症 (逆流性)大動脈→左室
④僧帽弁狭窄症 (心室充満性)左心房→左心室

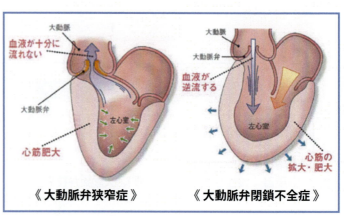

《大動脈弁狭窄症》　　《大動脈弁閉鎖不全症》

(日本心臓財団：HEART NEWS 大動脈弁狭窄症と閉鎖不全.No5.2003)

症例 04

Facilitator Training for POT (FTP)

難易度 A

■傷病者情報

覚　知	午前10時40分
傷病者	40歳　男性
主　訴	頭痛・発熱
通報者	本人
現　場	○○県○○郡

40歳の男性（単身赴任中）。激しい頭痛を主訴に救急要請。3日前から発熱とともに前頭部痛が生じ、次第に増強してきた。今朝はさらに高熱となり少しぼんやりしていた。意識レベルはJCS II-10。体温40.2℃。脈拍140/分、整。血圧126/72mmHg。対光反射、眼球運動、四肢の運動および腱反射に異常なし。

Q：本症例の病態を説明しなさい

傷病者の外見・身体所見

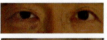
対光反射：正常

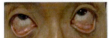
瞳孔を観察すると、まぶしがる

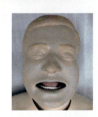

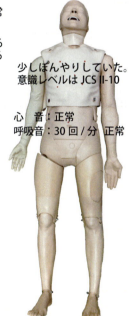
少しぼんやりしていた。
意識レベルはJCS II-10。
心　音：正常
呼吸音：30回/分　正常

[体位による変動]

	血圧	心拍数	SpO$_2$
仰臥位	170/100	140	98
下肢挙上	180/104	140	98
起坐位	160/90	140	98

仰臥位　起坐位

リフィリングタイム：2秒
体温：40.2℃

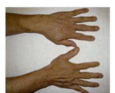
押さえても硬いところはなし

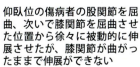
四肢の運動に異常なし

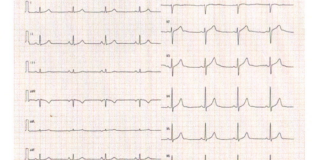
12誘導心電図

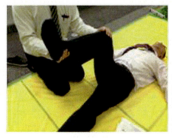
仰臥位の傷病者の股関節を屈曲、次いで膝関節を屈曲させた位置から徐々に被動的に伸展させたが、膝関節が曲がったままで伸展ができない

鑑別のポイント

激しい頭痛を主訴に救急要請。3日前から発熱とともに前頭部痛が生じ、次第に増強してきた。今朝はさらに高熱となり少しぼんやりしていた。意識レベルはJCS II-10。

	血圧	心拍数	SpO₂
仰臥位	170/100	140	98
下肢挙上	180/104	140	98
起坐位	160/90	140	98

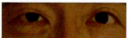
対光反射：正常

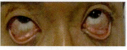
瞳孔を観察すると、まぶしがる（羞明）

心音：正常
呼吸音：30回/分　正常

少しぼんやりしていた。意識レベルはJCS II-10

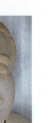
貧血なし

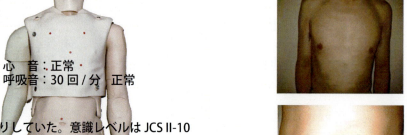
押さえても硬いところはなし
熱感あり

正常
リフィリングタイム：2秒
体温：40.2℃

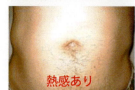
熱感あり
四肢の運動に異常なし

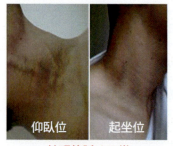
仰臥位　起坐位
外頸静脈は正常

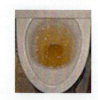

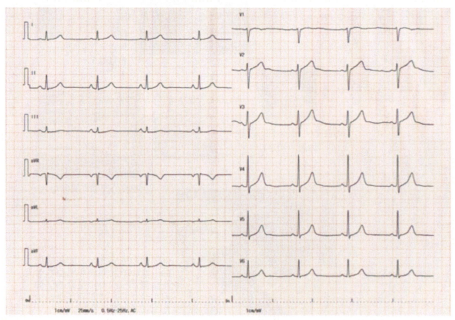
12誘導心電図→正常範囲

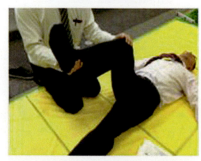
仰臥位の傷病者の股関節を屈曲、次いで膝関節を屈曲させた位置から徐々に被動的に伸展させたが、膝関節が曲がったままで伸展ができない
→ Kernig徴候陽性

講義の進め方

救命士A

髄膜炎

髄膜刺激症状 (+)
Kernig 徴候陽性

F：では病態を説明してください。

救命士A：本症例は髄膜炎です。観察される所見は髄膜刺激症状がみられます。

F：ほかはありませんか？

救命士A：意識障害があります。

F：意識障害だとすると頭蓋内出血ではないですか？

救命士A：ただ、発熱があるし数日前から感冒に類似した症状があります。

F：髄膜刺激症状を診断の根拠に挙げていますね。

救命士A：そうです。

F：そうならば出血も考えられませんか？

救命士A：確かにそうです・・・。

F：緊急度はどうですか？

救命士A：高いと思います。

F：ありがとうございました。

救命士B

髄膜炎

発熱を伴う意識障害
嘔吐
頭痛
髄膜刺激症状 (+)
Kernig 徴候陽性

F：では病態を説明してください。

救命士B：本症例は髄膜炎です。

F：なるほど。その根拠はなんですか？

救命士B：発熱を伴う意識障害があり、頭痛、嘔吐が症状として考えられます。理学的所見としては髄膜刺激症状（＋）としてのKernig徴候陽性です。

F：なるほど。羞明がみられますね？

救命士B：確かにみられます。以前このような症例で眩しいといっていた傷病者を知っています。

F：脳梗塞や脳出血ではないでしょうか？

救命士B：確かにそれも考えられますが、これは理学的所見だけでは判断がつきにくいと思います。発熱や感冒様症状の前徴など説明がつきにくいのではないかと思います。

F：緊急度は？

救命士B：高いです。これは、安静に搬送することが大事だと思います。

F：了解しました。

診断

感染性髄膜炎

考察

■本症例の目標
髄膜炎を疑うべき病歴や身体所見を確認する。本症例でみられるのは発熱、髄膜刺激症状、意識障害である。3日前からの40.2℃の発熱および激しい頭痛、全身倦怠感および頭痛の増悪、当日の意識障害、髄膜刺激症状があることより髄膜炎が一番考えられる。

■自覚症状
髄膜炎の典型的な症状と徴候は、発熱、頭痛、嘔吐、羞明、項部硬直、傾眠、錯乱、昏睡、皮疹である。注意すべきは発熱、項部硬直、意識障害の、"髄膜炎の三徴"である。これら三徴がすべて揃うのは髄膜炎患者全体の2/3以下とされている (Durand ML, et al:N Engl J Med 328:21-28,1993)。

■ 診断に役立つ臨床情報

　最近の頭頸部、耳鼻科領域の感染症（感冒症状含む）、肺炎、心内膜炎、尿路感染症、頭部外傷（穿通性骨折や頭蓋底骨折）、VPシャント、ステロイド使用、HIV感染、最近の髄膜炎患者への曝露歴、最近の旅行歴（髄膜炎菌流行地域）などが現病歴にあれば参考になる。

《 成人および高齢者細菌性髄膜炎の臨床症状 》

成人	高齢者
発熱	発熱
頭痛	頭痛
羞明	項部硬直
項部硬直	錯乱あるいは昏睡
傾眠、錯乱、昏睡	痙攣
痙攣	
局所脳症状	
悪心、嘔吐	

(Roos KL, Tunkel AR, Schold WM：Acute bacterial meningitis in children and adults. Infections of the Central Nervous System, 2nd ed, Schold WM, Whitley RJ, Durack DT(eds), pp335-401, Lippincott Raven Publishers, Philadelphia, 1997 による)

《 細菌性髄膜炎診断時の神経所見、理学所見（感度）》

　頭痛 (50%)
　嘔気・嘔吐 (30%)
　発熱 (85%)
　項部硬直 (70%)
　意識障害 (67%)
　発熱・項部硬直・意識障害 (46%)
　局所神経徴候 (23%)
　皮疹 (22%)

(Attia J, et al：JAMA 282：175-181, 1999による)

指導のポイント

①髄膜炎が診断できるか？
②髄膜刺激症状の所見がとれるか？
の2点である。

　髄膜炎は症状と理学的所見から想定することは容易であろう。本症例でみられるのは発熱、髄膜刺激症状、意識障害である。数日前からの発熱および頭痛、当日の錯乱状態（意識障害）、突然の嘔吐などがあり、髄膜刺激症状があることなどを的確に指摘できているかを確認する。もし、髄膜刺激症状だけで髄膜炎を想定しているようであれば、誘導して上記の所見を挙げてもらう。

　髄膜刺激症状は頸部硬直の所見が一般的に用いられるが、その他Brudzinski徴候、Kernig徴候も大切なので知っているかどうかを実際に実技を交えて提示することが大切である。このときにラゼーグ徴候と勘違いしている救命士がいるかもしれないので注意する。雑談として髄膜刺激徴候はどうして起こるの？などのテーマを話すことも症例を印象づける効果がある。

・Brudzinski徴候：仰臥位の患者の頭の下に一方の手を置き、他方の手で身体が持ち上がらないように胸部を圧迫しながら、頭を被動的に前屈させたときに、股関節と膝関節が自動的に屈曲する場合を陽性とする。

・Kernig徴候：仰臥位の患者の股関節を屈曲、次いで膝関節を屈曲させた位置から徐々に被動的に伸展させる。この場合、関節が曲がったままで伸展ができない場合を陽性とする（通常両側性）。

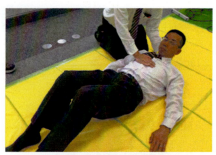

・Brudzinski徴候

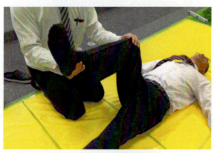

・Kernig徴候

■ 流行性髄膜炎を知っていますか？

　時々死亡例が出るのが髄膜炎菌性髄膜炎である。化膿性髄膜炎のうち、髄膜炎菌を起炎菌とするものを髄膜炎菌性髄膜炎という。髄膜炎を起こす病原性細菌はいくつか知られているが、大規模な流行性の髄膜炎の起炎菌は髄膜炎菌のみであることから、流行性髄膜炎とも呼ばれる。

　感染症法が施行された1999年以降では8〜22例が報告されている。しかし、世界全体としては毎年30万人の患者が発生し、3万人の死亡例が出ている。特に、髄膜炎ベルト (meningitis belt) と呼ばれるアフリカ中央部において発生が多く、また先進国においても局地的な小流行がみられている。一般的に患者としては、生後6ヵ月〜2年の幼児および青年が多い。

　一般的に髄膜炎菌は患者のみならず、健常者の鼻咽頭からも分離され、その割合は世界では5〜20%程度とされている。しかし近年の研究結果から、わが国においては健康保菌者は約0.4%程度であることが明らかとなっている。

　病原体は髄膜炎菌は1887年にWeichselbaumによって、急性髄膜炎を発症した患者の髄液から初めて分離された。患者のみならず健常者の鼻咽頭からも分離される。ヒト以外からは分離されず、自然界の条件では生存不可能である。

　本菌はくしゃみなどによる飛沫感染により伝播し、気道を介して血中に入り、さらには髄液にまで侵入することにより、敗血症や髄膜炎を起こす。

■ 臨床症状

　気道を介してまず血中に入り、菌血症（敗血症）を起こし、高熱や皮膚、粘膜における出血斑、関節炎などの症状が現れる。引き続いて髄膜炎に発展し、頭痛、吐き気、精神症状、発疹、項部硬直などの主症状を呈する。劇症型の場合には突然発症し、頭痛、高熱、痙攣、意識障害を呈し、DIC（播種性血管内凝固症候群）を伴い、ショックに陥って死に至る (Waterhouse-Friderichsen症候群)。菌血症で症状が回復し、髄膜炎を起こさない場合もあるが、髄膜炎を起こした場合、治療を行わないと致死率はほぼ100%に達する。抗菌薬が比較的有効に効力を発揮するので、早期に適切な治療を施せば治癒する。

(国立感染症研究所厚生労働省健康局結核感染症課：病原微生物検出情報. Infectious Agents Surveillance Report (IASR) 34 [12(406)], 2013年12月発行)

症例 05

Facilitator Training for POT (FTP)

難易度 B

■ 傷病者情報

覚　知	午前10時40分
傷病者	38歳　男性
主　訴	言動が不自然
通報者	家族
現　場	○○県○○郡

　38歳の男性。言動が不自然であることを心配した家族が救急要請。1週間前に突然、非常に強い頭痛が出現し、自宅で休んでいた。今朝になって、ぼんやりして話のつじつまが合わないことに家族が気づいたという。35歳のときに高血圧症と診断され、降圧薬を服用中である。開眼しているが、名前と生年月日とが言えない。搬送中、徐々に意識レベルが低下し、左片麻痺が出現した（医師国家試験106回A39から改変）。

Q：本症例の病態を説明しなさい

傷病者の外見・身体所見

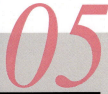

右瞳孔は散大し、対光反射は消失している。正面視で右眼球は外転位である。右眼瞼を挙上できない

呼びかけに反応するが、目を閉じたままでなんとなくボーッとしている
心音：正常
呼吸音：18回/分　正常
ぼんやりして話のつじつまが合わない

身長：168cm
体重：57kg

[体位による変動]

	血圧	心拍数	SpO₂
仰臥位	138/86	84	98
下肢挙上	143/90	84	98
起坐位	130/80	84	98

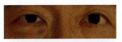
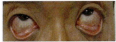

仰臥位　　坐位

リフィリングタイム：2秒
体温：37.2℃

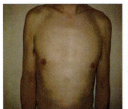

押さえても硬いところはなし

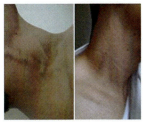

12誘導心電図

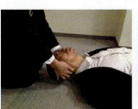

少し抵抗を感じる

鑑別のポイント

1週間前に突然、非常に強い頭痛が出現し、自宅で休んでいた。今朝になって、ぼんやりして話のつじつまが合わないことに家族が気づいたという。開眼しているが、名前と生年月日とが言えない。

	血圧	心拍数	SpO$_2$
仰臥位	138/86	84	98
下肢挙上	143/90	84	98
起坐位	130/80	84	98

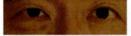
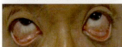

右瞳孔は散大し、対光反射は消失している。正面視で右眼球は外転位である。右眼瞼を挙上できない

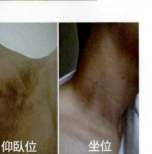

仰臥位　坐位

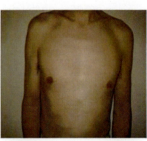

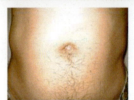

押さえても硬いところはなし

呼びかけに反応するが、目を閉じたままでなんとなくボーッとしている

心　音：正常
呼吸音：18回/分　正常

ぼんやりして話のつじつまが合わない

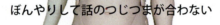

身長：168cm
体重：57kg

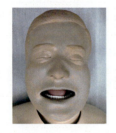

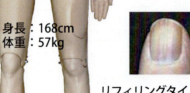

リフィリングタイム：2秒
体温：37.2℃

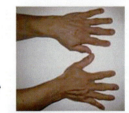

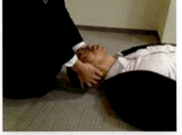

少し抵抗を感じる
髄膜刺激症状あり

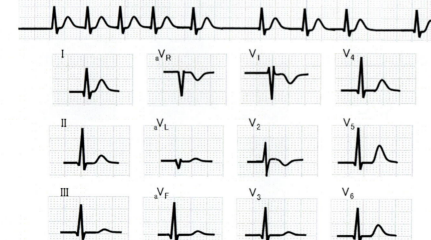

12誘導心電図

講義の進め方

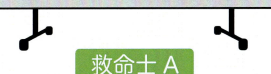

[ホワイトボードA]
脳血管障害
頭痛
左半身の麻痺

[ホワイトボードB]
くも膜下出血
突然の頭痛(ピークペインを伴う)
明らかな麻痺ではない
動眼神経麻痺など巣症状
髄膜刺激症状
脳血管攣縮が始まってきた

救命士A

F：では病態を説明してください。

救命士A：本症例は脳血管障害です。右瞳孔は散大し、対光反射は消失して、正面視で右眼球は外転位し、右眼瞼を挙上できないなどの症状があります。

F：ほかにはありませんか？

救命士A：髄膜刺激症状があります。

F：脳血管障害だとすると出血ですか？ 梗塞ですか？

救命士A：どちらかははっきりしません。ただ、不整脈があるので梗塞も否定できないと考えます。

F：頭痛がありますね。これについてはどうですか？

救命士A：これは風邪か何かを引いていたのではないでしょうか？

F：そうならば髄膜炎が考えられませんか？

救命士A：確かにそうですね。熱もあるし。

F：緊急度はどうですか？

救命士A：高いと思います。

救命士B

F：では病態を説明してください。

救命士B：本症例はくも膜下出血です。

F：なるほど。その根拠はなんですか？

救命士B：ピークをもつ頭痛で発症しているからです。

F：典型的なバットで殴られたような痛みではないですが。

救命士B：実際、このような軽いケースはあります。

F：神経学的に麻痺や動眼神経麻痺がみられますね？

救命士：確かにみられますが、くも膜下出血がそこの部位ならば説明がつくと考えます。

F：脳梗塞や脳出血ではないでしょうか？

救命士B：確かにそれも考えられますが、これは理学的所見だけでは判断がつきにくいと思います。

F：緊急度は？

救命士B：高いです。

F：では、緊急度、重症度とも高いと。

救命士B：そうです。これは、安静に搬送することが大事だと思います。

F：了解しました。

■診断

軽いくも膜下出血からの脳血管攣縮

■考察

■本症例の目標
軽症のくも膜下出血を疑うべき病歴や身体所見を知っておくことを主眼におく。

■軽症くも膜下出血傷病者の臨床症状
典型的なくも膜下出血の症状は「突然のかつて経験したことがない激しい頭痛」であり、多くの場合嘔気・嘔吐を伴うのが一般的である。激烈な頭痛を訴えることが多く、通常救急患者として搬送される。このような中等・重症例はくも膜下出血の診断を受けることは容易である。しかし軽度の頭痛や頸部痛、さらには肩凝りやめまいで発症する軽症例は見逃されることが多く注意が必要である。軽症くも膜下出血例は我慢できる程度の頭痛や後頸部痛で発症するが、軽い嘔気や嘔吐を伴う場合が多い。稀に肩凝りやめまいなどで発症することもあるが、症状の持続時間も長くはなく、短時間の安静で回復する。しかし多くは発症時間や発症したときの状況を正確に言える場合が多く、逆にいえばその発症時間や状況を聞き出す問診が極めて重要である。典型的な髄膜刺激症状である項部硬直は認めない場合が多い (波出石弘: Jpn J Rehabil Med 46 : 644-648,2009)。

発症時は突然の頭痛があり数日後になんとなく受け答えがおかしい症例である。急激な頭痛という既往歴からくも膜下出血 (SAH) があったことを考える。SAH 後の合併症として意識レベルの低下、右眼の散瞳と右眼瞼下垂 (脳神経 3 番の障害)、右眼外転位 (6番の障害) から中脳〜延髄の障害が予想される。左片麻痺から右半球の障害も考えられる。このような広範囲の障害と、SAH 後 1 週間という時間経過から血管攣縮を疑う。

■くも膜下出血の三大合併症
①再出血:発症後 24 時間以内が多く、死亡率が高くなる。
②脳血管攣縮:出血の 3 〜 4 日目以降から 2 週間以内 (ピークは 8 〜 10 日) に脳血管が細くなり、血液が途絶えて脳梗塞を起こす。
③正常圧水頭症:脳脊髄液の流れが悪くなって脳の中に脳脊髄液が貯留する「水頭症」という病態を引き起こす (急性期と慢性期)。数週〜数ヵ月後に認知症、尿失禁、歩行障害などの症状。

■脳血管攣縮
脳血管攣縮は、破裂脳動脈瘤近傍中心に生じる主幹脳動脈内腔の可逆性狭小化で、破裂 48 時間以内に一過性に生じる早期攣縮と、第 4 〜 7 病日に生じ 1 〜 2 週間続く遅発性攣縮がある。早期攣縮はヒトでは存在しないか稀 (10%以下) である。臨床上問題になるのは遅発性攣縮で、重篤な場合、その還流領域に一致する遅発性虚血性神経脱落症状 (DIND) を起こす (症候性脳血管攣縮)。脳血管攣縮の本態は多因子性に生じる異常血管平滑筋収縮とされるが、血管壁のリモデリングを伴うなどいまだ不明な点は多い。攣縮誘発物質として oxyHb やその分解産物 (ビリルビン酸化物など)、アラキドン酸分解産物、炎症関連物質、ET、スフィンゴシルフォスフォリルコリン、テネイシン C [tenascin-C (TNC)21] などが、平滑筋収縮機構では Ca^{2+} 依存性収縮、ミオシン軽鎖ホスファターゼ、MAP キナーゼ (mito-gen-activated protein kinase ; MAPK) などのさまざまなキナーゼ、カルデスモンなどの関与が報告されている (鈴木秀謙,ほか:くも膜下出血後の遅発性虚血性脳障害をめぐる新展開.脳外誌 24:232-238,2015)。

■水頭症
水頭症は、脳室という脳の部屋でつくられる髄液と呼ばれる液体がくも膜下出血により吸収されなくなり、脳室が拡大し圧力が上がる状態。これはくも膜下出血発生後すぐに起こるものと、しばらくして 1 〜 2 ヵ月後に起こるものとがあるが、実際にははっきりした区分ができない場合も多い。

■指導のポイント

①軽いくも膜下出血を判断できるか
②くも膜下出血の合併症を理解しているか
の 2 点である。

突然発症し、瞬時に痛みがピークに達する「突発ピーク型」の頭痛が特徴である。「急に後頭部をバットで殴られたように痛くなった」のように訴えることが多いといわれるが、そうではない場合はどう考えるのかを聞き出す。

一方で、「かつて経験したことのない激烈な痛み」と訴えても、頭痛が次第に増強してきたのであればくも膜下出血の可能性は低く、逆に脳血管障害の可能性が高くなる。

本症例には髄膜刺激症状などの症状があるが、ほかの症状をどう考えるのかを聞き出しておく。

《くも膜下出血の三大合併症》

	特　徴
再出血	24 時間以内に発生 死亡率が高い
脳血管攣縮	4 日〜 2 週間以内に発生 脳動脈が収縮し、血管が狭くなり脳血流量が低下、脳梗塞を引き起こす
正常圧水頭症	1 〜 2 ヵ月後に発生 くも膜下腔の癒着により髄液の循環障害が生じ、脳室拡大が起こる。歩行障害、認知症、尿失禁が三大徴候

症例 06

Facilitator Training for POT (FTP)

難易度 *A*

■傷病者情報

覚　知	午前8時00分
傷病者	60歳　男性
主　訴	呂律が回らない
通報者	家族
現　場	○○県○○郡

　60歳の男性。呂律が回らない。昨晩、結構な量のアルコールを飲んだが呂律が回らない程度までだった(家族の話)。今朝になっても呂律が回らないということでおかしいと思っていた。会社の健診で以前から血圧が高く、コレステロール値も高いといわれていたが、「自分だけは大丈夫」と治療にはあまり熱心でなかったらしい。健診で心房細動を指摘されてからは多少お酒は控えめにしたが、タバコは1日30本くらい吸っていた。血圧の薬は処方されていた(時々飲み忘れもあり)。就寝したのは午前2時、起床は午前7時である。CT、MRI、血栓溶解療法ができる脳神経外科病院は20分で到着できる。三次病院(大学病院)へは空輸できる。

Q：本症例の病態を説明しなさい

傷病者の外見・身体所見

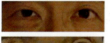
対光反射：正常

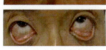

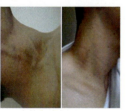
仰臥位　　起坐位

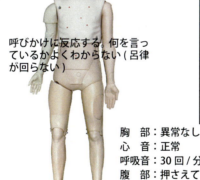
呼びかけに反応する。何を言っているかよくわからない(呂律が回らない)

胸　部：異常なし
心　音：正常
呼吸音：30回/分　正常
腹　部：押さえても硬いところはなし

[体位による変動]

	血圧	心拍数	SpO₂
仰臥位	140/95	80(不規則)	98
下肢挙上	150/104	80(不規則)	98
起坐位	130/90	80(不規則)	98

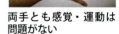
リフィリングタイム：2秒
体温：36.8℃

神経所見
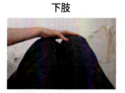
両手とも感覚・運動は問題がない

上肢
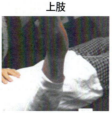
支えている手を離しても落ちない

下肢
支えている手を離しても膝は落ちない

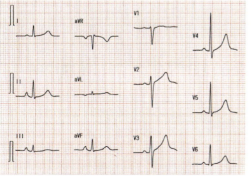
《脈が安定しているときの心電図》

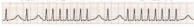
12誘導心電図

鑑別のポイント

呂律が回らない。就寝したのは午前2時、起床は午前7時である。

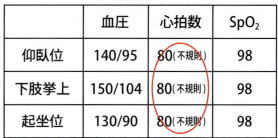

	血圧	心拍数	SpO$_2$
仰臥位	140/95	80(不規則)	98
下肢挙上	150/104	80(不規則)	98
起坐位	130/90	80(不規則)	98

Af

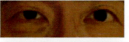

対光反射：正常

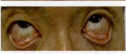

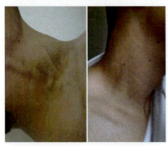

仰臥位　　起坐位

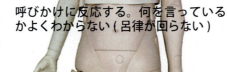

呼びかけに反応する。何を言っているかよくわからない(呂律が回らない)

胸　部：異常なし
心　音：正常
呼吸音：30回/分　正常
腹　部：押さえても硬いところはなし

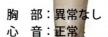

リフィリングタイム：2秒
体温：36.8℃

神経所見

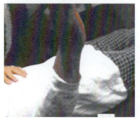

両手とも感覚・運動は問題がない→麻痺はなし

上肢

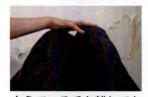

支えている手を離しても落ちない→麻痺はなし

下肢

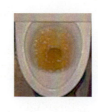

支えている手を離しても膝は落ちない

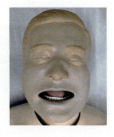

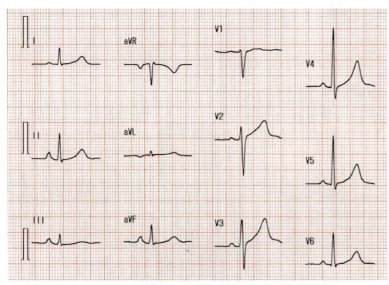

《脈が安定しているときの心電図》

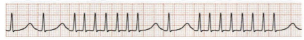

12誘導心電図　Af

講義の進め方

ポイント：診断は何か？　救命士として搬送をどうするのか？

脳血管障害（多分、脳梗塞）
観察される所見：
　　上室性不整脈、言語障害

脳血管障害（多分、脳梗塞）
上室性不整脈、言語障害
高血圧

救命士 A

F：では病態を説明してください。

救命士A：本症例は脳血管障害です。多分脳梗塞だろうと思います。観察される所見は上室性不整脈、言語障害です。

F：ほかはありませんか？

救命士A：若干の高血圧があります。

F：脳血管障害だとすると梗塞としていますが？

救命士A：どちらかははっきりしません。ただ、不整脈があるので梗塞も否定できないと考えます。

F：では搬送先は？

救命士A：血栓溶解療法が行える施設に搬送を考えています。

F：血栓か何かが詰まったのでは？

救命士A：はっきりしませんが、血栓あるいは動脈硬化で狭い動脈に詰まったのではと思います。

F：緊急度はどうですか？

救命士A：血栓溶解療法を考慮すると既に時間が過ぎている感じはしますが、やはり考慮すべきです。

F：ドクターヘリで三次救急はいかがですか？

救命士A：症状があまり重症ではないような気がしますし、発症時間がはっきりしていません。よって、今回は呼びません。

F：わかりました。ほかの人にもこれについて意見を聞いてみましょうか。

救命士 B

F：では病態を説明してください。

救命士B：本症例は脳血管障害です。多分、脳血管障害だと思います。観察される所見は上室性不整脈、言語障害です。

F：ほかはありませんか？

救命士B：その他の所見はありません。

F：脳血管障害だとすると梗塞としていますが？

救命士B：どちらかははっきりしません。ただ、不整脈があるので梗塞も否定できないと考えます。頻度的には出血は少ないと思います。

F：では搬送先は？

救命士B：時間的に血栓溶解療法が行える施設に搬送を考えています。

F：血栓か何かが詰まったのでは？

救命士B：これははっきりここでは答えが出ません。

F：緊急度はどうですか？

救命士B：血栓溶解療法を考慮すると既に時間が過ぎているので、血栓回収を考慮します。

F：ドクターヘリで三次救急はいかがですか？

救命士B：症状があまり重症ではないような気がしますが、血栓回収術が考えられるので呼びます。

F：わかりました。ほかの人にこれについて意見を聞いてみましょうか。

診断

脳梗塞（心原性脳塞栓症）

診断の根拠となる所見

呂律が回らない、心房細動

考察

■ 本症例の目標

脳梗塞を考えて、搬送先をどうするのかを考察する。呂律が回らないなどの症状から脳梗塞は強く疑われるが、発症時間はよくわからず、経静脈的血栓溶解療法の適応がどうなるのかよくわからない。このときに血栓回収術が行える搬送先に送ることを選択することを話し合う。

■ rt-PA 静注療法は適応なのか？

rt-PA 静注療法は、発症から 4.5 時間以内に治療可能な虚血性脳血管障害傷病者に対して行う。

発症後 4.5 時間以内であっても、治療開始が早いほど良好な転帰が期待できる。このため、傷病者が来院した後、少しでも早く（遅くとも 1 時間以内に）rt-PA 静注療法を始めることが望ましい。

発見時刻は発症時刻ではない。発症時刻が不明なときは、最終未発症時刻をもって発症時刻とする（日本脳卒中学会脳卒中医療向上・社会保険委員会 rt-PA 静注療法指針改訂部会 :rt-PA 静注療法 適正治療指針. 2012 年 10 月）。

■ 脳梗塞急性期の再開通療法

・経静脈的血栓溶解療法 (IV rt-PA)

急性期脳梗塞症例において、遺伝子組換え組織型プラスミノーゲン・アクチベーター製剤 (rt-PA) を用いた経静脈的血栓溶解療法 (IV rt-PA) は、多くのエビデンスにより有効性が証明された治療法。現在発症 4.5 時間以内まで適応が拡大された。一方で時間の制限や、多くの禁忌事項などから適応率が低くなり、さらには主幹動脈閉塞症例における再開通率・有効性の低さなどの問題もある。

・新たなデバイスと機械的血栓回収療法

① Merci Retriever：2010 年に薬事承認を受け IV rt-PA 無効例や適応外になった症例にも、血管内治療での機械的血栓回収療法の機会が与えられるようになった。この治療は発症から 8 時間以内まで治療時間が拡大されたことで、急速に治療症例数が増えた。Merci Retriever は先端がらせん状のワイヤーで、さらにフィラメントが付いており、そのループやフィラメントで血栓を捕捉して回収するデバイスでバルーン付きガイディングカテーテルで血流を遮断し、シリンジで血液を逆流・吸引させながら回収する。

② Penumbra system：2011 年に薬事承認を受けた。本デバイスは強力な吸引力を有するポンプに接続した再灌流カテーテルを血栓の直前に誘導し、セパレーターと呼ばれる先端に膨らみを有するワイヤーを出し入れし、血栓を破砕しながら持続的に吸引する構造になっている。

③ ステント型血栓回収デバイス：現在最も期待されているのが、ステント型血栓回収デバイスである。これは血栓を覆うようにステントを展開し、血栓を捕捉した後、バルーン付きガイディングカテーテルから吸引を行いながらステントごと血栓を回収するシステムとなっている。このデバイスは欧米では各社から次々と開発されている。これらは短時間で高い再開通率を得られることが報告されている（島田 篤, 佐藤栄志：脳卒中における血管内治療の現状と新展開. 杏林医会誌 44(4): 209-218, 2013）。

《経静脈的血栓溶解療法のチェックリスト》

適応外 (禁忌)	あり	なし
発症〜治療開始時刻 4.5 時間超 ※発症時刻 (最終未発症確認時刻)[　：　]　※治療開始 (予定) 時刻 [　：　]	□	□
既往歴 非外傷性頭蓋内出血 1 ヵ月以内の脳梗塞 (一過性脳虚血発作を含まない) 3 ヵ月以内の重篤な頭部脊髄の外傷あるいは手術 21 日以内の消化管あるいは尿路出血 14 日以内の大手術あるいは頭部以外の重篤な外傷 治療薬の過敏症	□ □ □ □ □ □	□ □ □ □ □ □
臨床所見 くも膜下出血 (疑) 急性大動脈解離の合併 出血の合併 (頭蓋内、消化管、尿路、後腹膜、喀血) 収縮期血圧 (降圧療法後も 185mmHg 以上) 拡張期血圧 (降圧療法後も 110mmHg 以上) 重篤な肝障害 急性膵炎	□ □ □ □ □ □ □	□ □ □ □ □ □ □
血液所見 血糖異常 (＜ 50mg/dL、または＞ 400mg/dL) 血小板 100,000/㎣以下	□ □	□ □
血液所見：抗凝固療法中ないし凝固異常症において PT-INR ＞ 1.7 aPTT の延長 (前値の 1.5 倍 [目安として約 40 秒] を超える)	□ □	□ □
CT/MR 所見 広範な早期虚血性変化 圧排所見 (正中構造偏位)	□ □	□ □

慎重投与 (適応の可否を慎重に検討する)	あり	なし
年齢　81 歳以上	□	□
既往歴 10 日以内の生検・外傷 10 日以内の分娩・流早産 1 ヵ月以上経過した脳梗塞 (特に糖尿病合併例) 3 ヵ月以内の心筋梗塞 蛋白製剤アレルギー	□ □ □ □ □	□ □ □ □ □
神経症候 NIHSS 値 26 以上 軽症 症候の急速な軽症化 痙攣 (既往歴などからてんかんの可能性が高ければ適応外)	□ □ □ □	□ □ □ □
臨床所見 脳動脈瘤・頭蓋内腫瘍・脳動静脈奇形・もやもや病 胸部大動脈瘤 消化管潰瘍・憩室炎、大腸炎 活動性結核 糖尿病性出血性網膜症・出血性眼症 血栓溶解薬、抗血栓薬投与中 (特に経口抗凝固薬投与中)	□ □ □ □ □ □	□ □ □ □ □ □
※ 抗 Xa 薬やダビガトランの服薬患者への本治療の有効性と安全性は確立しておらず、治療の適否を慎重に判断せねばならない。		
月経期間中 重篤な腎障害 コントロール不良の糖尿病 感染性心内膜炎	□ □ □ □	□ □ □ □

〈注意事項〉
1. 1 項目でも「適応外」に該当すれば実施しない。
2. 1 項目でも「慎重投与」に該当すれば、適応の可否を慎重に検討し、治療を実施する場合は患者本人・家族に正確に説明し同意を得る必要がある。
3. 「慎重投与」のうち、下線を付けた 4 項目に該当する患者に対して発症 3 時間以降に投与する場合は、個々の症例ごとに適応の可否を慎重に検討する必要がある。

(日本脳卒中学会脳卒中医療向上・社会保険委員会 rt-PA 静注療法指針改訂部会 :rt-PA 静注療法適正治療指針. 2012 年 10 月)

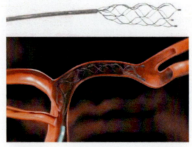

ステント型回収システムを用いた血栓回収の様子
（島田 篤, 佐藤栄志：脳卒中における血管内治療の現状と新展開. 杏林医会誌 44(4): 209-218, 2013 による）

症例 07
Facilitator Training for POT (FTP)

難易度 **B**

■傷病者情報

覚　知	午後2時40分
傷病者	41歳　男性
主　訴	呼吸困難
通報者	家族
現　場	東京都足立区

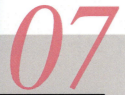

　41歳の男性。喘鳴と呼吸困難で救急要請。1年前から感冒に罹患すると咳が長引くことが多く、一度、市販の解熱薬を服用した際に呼吸困難となり、自宅近くの診療所を受診したことがあった。2日前から咽頭痛、鼻汁および発熱が出現し、その後、咳嗽、呼吸困難および喘鳴も出現した。本日の午後1時、薬を服用後から呼吸困難が著明となった。25歳からアレルギー性鼻炎を指摘されている。喫煙歴と飲酒歴はない。鼻茸の手術歴あり。喘鳴と呼吸困難とを認めるが会話はかろうじて可能である。

Q：本症例の病態を説明しなさい

傷病者の外見・身体所見

対光反射：正常

強い鼻閉と鼻汁

呼びかけ・痛み刺激に反応はあるが、うんと答える程度。会話はできない

苦しそうに呼吸している。呼気の最後にヒューヒューという呼吸音が聞こえる。頻回の咳がある

軽い胸痛、瘙痒感あり

心　音：正常
呼吸音：24回/分　呼気延長
腹　部：痛みなし・普通の硬さ
背　中：熱い

起坐位

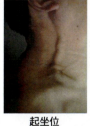

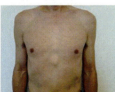

[体位による変動]

	血圧	心拍数	SpO₂
仰臥位	130/80	120	88
下肢挙上	130/80	120	87
起坐位	130/80	120	90

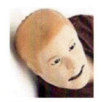

全体に紅潮している

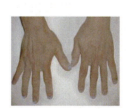

服用した薬

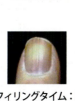

リフィリングタイム：2秒
体温：38.0℃

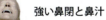

12誘導心電図

鑑別のポイント

1年前から感冒に罹患すると咳が長引くことが多く、一度、市販の解熱薬を服用した際に呼吸困難となり、自宅近くの診療所を受診したことがあった。2日前から咽頭痛、鼻汁および発熱が出現し、その後、咳嗽、呼吸困難および喘鳴も出現した。25歳からアレルギー性鼻炎を指摘されている。鼻茸の手術歴あり。

	血圧	心拍数	SpO$_2$
仰臥位	130/80	120	88
下肢挙上	130/80	120	87
起坐位	130/80	120	90

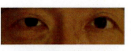
対光反射：正常

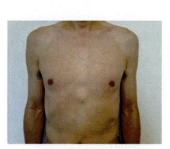
強い鼻閉と鼻汁

呼びかけ・痛み刺激に反応はあるが、うんと答える程度。会話はできない

苦しそうに呼吸している。呼気の最後にヒューヒューという呼吸音が聞こえる。頻回の咳がある

軽い胸痛、瘙痒感あり

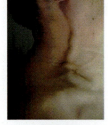
起坐位

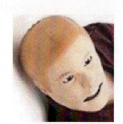
全体に紅潮している

心　音：正常
呼吸音：24回/分　呼気延長
腹　部：痛みなし・普通の硬さ
背　中：熱い

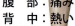
服用した薬
→アスピリンが含まれている

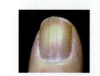
リフィリングタイム：2秒
体温：38.0℃（発熱）

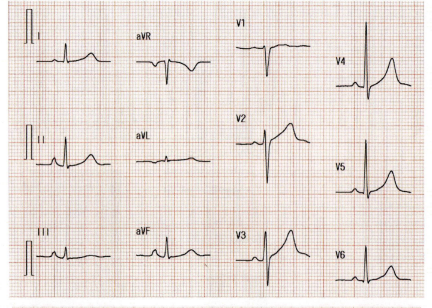

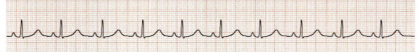

12誘導心電図

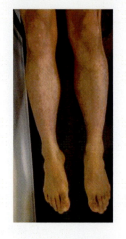

講義の進め方

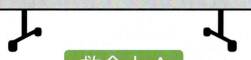

救命士 A

風邪薬が原因の喘息

F：では病態を説明してください。

救命士A：本症例は喘息です。観察される所見は呼吸困難、外頸静脈の怒張です。

F：なるほど、ほかにはないですか？

救命士A：呼吸音が高い音がします。

F：診断はその音が決め手ですか？

救命士A：はい。Wheezingだと思います。

F：原因はなんですか？

救命士A：風邪薬だと思います。

F：緊急度はどうですか？

救命士A：緊急度、重症度ともに高いです。

F：風邪薬と喘息との関係を説明してください。

救命士A：よくわかりませんが、薬が原因の喘息というものだと思います。以前にもそのようなことがあったようですし。

F：なるほど。搬送の体位は？

救命士A：起坐位でいいのではないかと思います。

F：β刺激薬を持っていて自分で投与できるとしたらやってもらいますか？

救命士A：そうですね。してもらいます。

F：アスピリン喘息ですが、搬送に時間がかかるようでしたらドクターヘリを呼びますか？

救命士A：アスピリン喘息は重積発作になりやすいので、呼んだ方がいいのではないかと思います。

F：ほかの方に聞きます。呼んだ方がいいでしょうか？（カードで意思表示）なるほど、半分程度がヘリ搬送ですね。

救命士 B

アスピリン過敏症
風邪薬が誘因

F：では病態を説明してください。

救命士B：本症例は喘息の急性発作です。

F：診断の決め手は？

救命士B：はい。呼吸音が高い音がします。Wheezingだと思います。

F：原因はなんですか？

救命士B：風邪薬だと思います。

F：緊急度はどうですか？

救命士B：緊急度、重症度ともに高いです。

F：風邪薬と喘息との関係を説明してください。

救命士B：アスピリンが原因の喘息というものだと思います。以前にもそのようなことがあったようですし。

F：なるほど。搬送の体位は？

救命士B：起坐位です。

F：β刺激薬を持っていて自分で投与できるとしたらやってもらいますか？

救命士B：そうですね。してもらいます。

F：アスピリン喘息ですが、搬送に時間がかかるようでしたらドクターヘリを呼びますか？

救命士B：今後どうなるかはわかりませんが、呼ぶべきです。

F：ほかの方に聞きます。呼んだ方がいいでしょうか？（カードで意思表示）なるほど、半分程度がヘリ搬送ですね。

■ 診断

アスピリン喘息 (AIA)

■ 考察

■アスピリン喘息 (aspirin-intolerant asthma；AIA) とは
- アスピリンに対するアレルギーではなく、COX1 阻害作用をもつ NSAIDs により、強い気道症状を呈する不耐症であるが、選択的 COX2 阻害薬は安全に使用できる。
- 成人喘息の約 5 〜 10% を占め、男女比は 1：2 で小児では稀。
- ほとんどの症例で好酸球性鼻茸を合併し、近年では好酸球性中耳炎や胃腸症、異型狭心症の合併が増加している。
- 通常のアレルギー学的検査では診断不能で、問診 (NSAIDs 使用歴、嗅覚低下、鼻茸手術歴の確認) が重要であり、確定診断には内服試験が必要である。
- 静注用ステロイドの急速静注は禁忌であり、NSAIDs が誘発時にはアドレナリンが奏効する (谷口正実：アスピリン喘息．日内会誌 102(6):1426-1432,2013)。

■アスピリン過敏症の症状
　NSAIDs が誘発時には、強い鼻閉と鼻汁、喘息発作が発現し、顔面紅潮、眼結膜充血も伴いやすく、1/3 の例では消化管症状 (腹痛、嘔気、下痢)、時に胸痛や瘙痒感、蕁麻疹なども認める。通常は COX 阻害作用が体内で発現する 1 時間以内に過敏症状が出現するが、腸溶錠さらに貼付薬では発現が遅い。

■アスピリン過敏症の診断
　アスピリン過敏性は非アレルギー機序のため、通常のアレルギー学的検査 (皮膚検査や血液検査) では診断できない。AIA の診断の基本は、問診と負荷試験である。問診では AIA を見い出すために以下の 3 点を確認する。
　まず「NSAIDs の使用歴と副反応」を尋ねる。ただし本症では喘息発症後に NSAIDs 過敏性を獲得するため、喘息発症前の安全な NSAIDs 使用歴は参考にならない。2 点目は「嗅覚障害」の確認である。本症では篩骨洞周辺に鼻茸が生じやすいため、早期から嗅覚低下を伴いやすく (約 90%)、その低下は全身ステロイド投与で一過性に回復しやすい。3 点目は「鼻茸や副鼻腔炎の既往もしくは手術歴」を問診する。
　さらにこの 3 点以外で AIA を疑う臨床背景として、「中等症以上の喘息、特に重症喘息」「思春期以降に喘息を発症」「アトピー素因が強くない」「難治性の咳が優位の喘息」「末梢血好酸球増加が 10% 以上」などがある。これらの背景を複数有していれば、AIA の可能性が高まる。

■ 指導のポイント

①呼吸音から喘息であると判断できるか
　発作時には Wheezing が聞かれるので診断がつく。問診事項としてはいつ？　どんなときに？　どのようなことをしたら？　などがヒントになる。これを話の中で整理するようにする。ほかにアレルギー性鼻炎がないか？　アトピー性皮膚炎がないか？　花粉症などがないか？　特定の食べ物で咳は誘発されるか (卵・小麦・牛乳・甲殻類)? 特定の薬で咳は誘発されるか (特にロキソニンなどの痛み止めで発作が出現するか) ? などを問診事項として整理する。喘息という判断が可能かどうか、単なる呼吸器感染症とは異なることを理解してもらう。
②アスピリン喘息と判断できるか
　今回はアスピリン喘息であるが今回はこれを学ぶのが目的となる。アスピリン喘息とは何か？　症状は何か？　診断は何か？　などの特徴をまとめる講義が望まれる。

《 アスピリン喘息の発作誘発物質 》

1. 非ステロイド性抗炎症薬
　1) 発作誘発作用の強いもの (酸性 NSAIDs)
　　a. 作用が特に強いもの …アスピリン、インドメタシン、ジクロフェナック、ピロキシカム、イブプロフェン、フェノプロフェン、ナプロキセン、スルビリンなど
　　b. 作用が強いもの …メフェナム酸、フルフェナム酸、フェニルブタゾンなど
　2) 作用が弱いもの …アセトアミノフェン
　3) 作用がほとんどないもの (主として塩基性 NSAIDs)…塩酸チアラミド、エモルファゾン、メビリゾール、サリチルアミド

2. 食品・医薬品添加物
　1) 誘発物質として確実視されるもの…タートラジン (食用黄色 4 号：着色料)、安息香酸ナトリウム (防腐剤)、パラベン (パラオキシ安息香酸エステル：防腐剤)
　2) 誘発物質の疑いが強いもの…ベンジルアルコール (食品の香料、注射薬の無痛化剤)、タートラジン以外のタール系アゾ色素 [サンセットイエロー (食用黄色 5 号)、アマランス (食用赤色 2 号)、ニューコクシン (食用赤色 102 号) など：着色料]、亜硫酸塩類 (SO_2、$KHSO_3$ など：漂白剤、酸化防止剤)

3. その他
　医薬品…コハク酸エステル型副腎皮質ホルモン コハク酸ヒドロコルチゾンナトリウム、コハク酸メチルプレドニゾロンナトリウムなど環境内のさまざまな化学物質
　香水、化粧品、強い香料の入った石鹸・シャンプー、歯磨き粉、防虫剤、防黴剤、職場・社会環境の各種汚染物質など
　自然界のサリチル酸化合物、イチゴ、トマト、キュウリ、柑橘類、ブドウなど

(榊原博樹：Aspirin 喘息の病態と治療．内科 81：491,1998 による)

症例 08
Facilitator Training for POT (FTP)

難易度 **B**

■傷病者情報

覚　知	午後2時35分
傷病者	17歳　男性
主　訴	呼吸困難
通報者	担任
現　場	○○県立高校

17歳の男子。呼吸困難感で救急搬送依頼。6ヵ月前に左胸痛と労作時に息切れを自覚したことがあったが、数日間で自然に軽快していた。本日1時間目の体育の授業中に、突然左胸痛を自覚したが、以前と同様に軽快すると思いそのまま授業を受けていた。しかし、しばらくして息苦しさが強くなったため教師に付き添われて受診した。既往歴は15歳のときに虫垂炎で手術。搬送には交通渋滞もあり約45分かかる（医師国家試験108回C30から改変）。

Q：本症例の病態を説明しなさい

傷病者の外見・身体所見

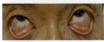
対光反射：正常

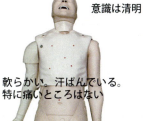
意識は清明
軟らかい。汗ばんでいる。特に痛いところはない

胸　部：苦しそうに息をしている
心　音：音が小さい
呼吸音：30回/分　右の方が呼吸音が大きい。左は聴こえない
背　中：異常なし・やや冷たい
上　肢：動きに異常なし

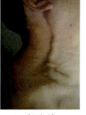
起坐位

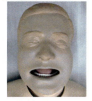
青ざめている

[体位による変動]

	血圧	心拍数	SpO₂
仰臥位	98/84	140	測定不能
下肢挙上	98/80	140	測定不能
起坐位	98/78	140	測定不能

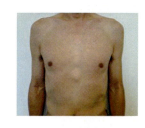

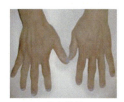
やや乾燥

リフィリングタイム：3秒
体温：36.4℃

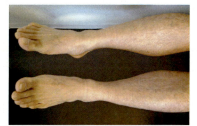
下肢は問題なく動かしていた

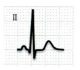 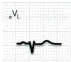 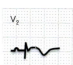 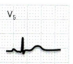
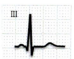 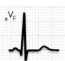 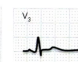 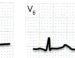

12誘導心電図

鑑別のポイント

主訴：呼吸困難

意識は清明

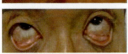
対光反射：正常

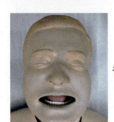
青ざめている

軟らかい。汗ばんでいる。特に痛いところはない

	血圧	心拍数	SpO$_2$
仰臥位	98/84	140	測定不能
下肢挙上	98/80	140	測定不能
起坐位	98/78	140	測定不能

脈圧（収縮期－拡張期）の差がない

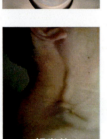
起坐位
外頸静脈の怒張

胸　部：苦しそうに息をしている
心　音：音が小さい
呼吸音：30回/分　右の方が呼吸音が大きい。左は聴こえない
背　中：異常なし・やや冷たい
上　肢：動きに異常なし

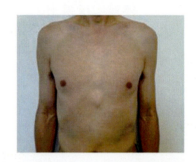

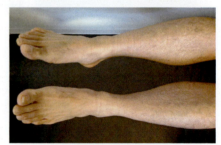
下肢は問題なく動かしていた

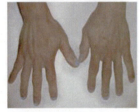
やや乾燥

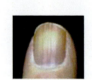
リフィリングタイム：3秒
体温：36.4℃

波高が小さい

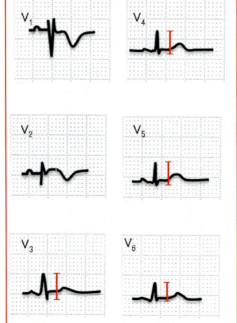

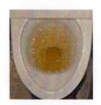

12誘導心電図

講義の進め方

救命士 A

緊張性気胸

呼吸困難
閉塞性ショック (血圧の差がない)
外頸静脈の怒張
心音の減弱
胸部誘導の狭小化
呼吸音の左右差
搬送はドクヘリ要請

F：では病態を説明してください。

救命士 A：本症例は閉塞性ショックです。

F：なるほど。その根拠はなんですか？

救命士 A：まず呼吸困難です。閉塞性ショックを裏づける所見は外頸静脈の怒張、心音の減弱、胸部誘導の狭小化、呼吸音の左右差です。

F：なるほど。肺動脈血栓症 (肺梗塞) も似たような所見がありますよね。

救命士 A：呼吸音がこのように変化するとは思えませんし、心電図や心音も閉塞性ショックを強く疑わせる所見です。

F：緊急度・重症度は？

救命士 A：現段階では緊急度、重症度は極めて高いと判断します。

F：搬送で注意することは？

救命士 A：心停止に陥る前になんとか脱気ができるところへ運びたいです。やはり、脱気が必要と考えられるので、ドクターヘリまたはドクターカーの要請を考えたいです。

F：ありがとうございました。

救命士 B

閉塞性ショック (緊張性気胸)

呼吸困難
閉塞性ショック(血圧の差がない)
外頸静脈の怒張
心音の減弱
胸部誘導の狭小化
呼吸音の左右差
近くの病院で脱気

F：では病態を説明してください。

救命士 B：本症例は閉塞性ショックです。緊張性気胸が強く疑われます。

F：なるほど。その根拠はなんですか？

救命士 B：まず呼吸困難です。閉塞性ショックを裏づける所見は外頸静脈の怒張、心音の減弱、胸部誘導の狭小化、呼吸音の左右差です。

F：緊急度・重症度は？

救命士 B：現段階では緊急度、重症度は極めて高いと判断します。

F：搬送で注意することは？

救命士 B：心停止に陥る前になんとか脱気ができるところへ運びたいです。もし、遠隔地ならドクターヘリの要請も考えたいですが、近くに病院があるのであればそこに行ってまず脱気するということも考慮すべきです。

F：ありがとうございました。

診断

緊張性気胸

考察

■本症例の目標
上気道異物を疑うべき病歴や身体所見を知っておく。

臨床症状としては以下のことが挙げられる。
・片肺の呼吸音の消失
・外頸静脈の怒張（胸腔内圧の上昇）
・ショックバイタル
・12誘導心電図のV誘導の変化

緊張性気胸では呼吸循環不全が生じ、理学所見では患側胸部の膨隆と運動の低下、気管の健側への偏位、頸静脈の怒張、患側呼吸音の減弱や消失、皮下気腫、打診での患側鼓音が特徴でバイタルサインと理学所見で診断すべきである（日本外傷学会外傷初期診療ガイドライン改訂第3版編集委員会：外傷初期診療ガイドライン．改訂第3版，pp71-94，へるす出版，東京，2008）。

一方、緊張性気胸に至らない気胸の診断においても、理学所見による評価は重要である。ただし、気胸の量が少ないと呼吸音の左右差が出ないことがあり、また慌ただしく騒々しい初期診療の場では微妙な呼吸音の左右差を判断するのは容易ではない（亀田徹，ほか：外傷性気胸の超音波診断；FASTからEFASTへ．日救急医会誌 23: 131-141, 2012）。

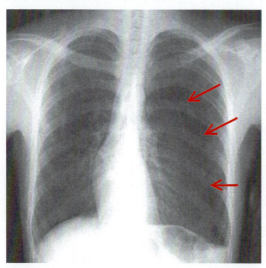

（医師国家試108回C30より）

病態としては、胸膜腔内圧が進行性に上昇→呼吸周期の間ずっと陽圧→肺が虚脱→縦隔が移動→心臓への静脈還流が損なわれる→閉塞性ショック、である。

緊張性気胸は、胸膜腔内圧が進行性に上昇し、呼吸周期の間ずっと陽圧になり、肺が虚脱し、縦隔が移動して心臓への静脈還流が損なわれるレベルの内圧まで上昇することに起因する。適切な治療を行わなければ、障害された静脈還流は全身性低血圧および数分以内に心肺停止を引き起こすことがある。そのために搬送は急がなければならない。この場合は、救急医が現場に来るか脱気ができる医療機関へ搬送するかの方法がある。

指導のポイント

本症例の指導ポイントは、
①緊張性気胸の病態が把握できるか？
②閉塞性ショックを診断できるか？
である。

外頸静脈怒張の所見やショックバイタルから何を考えるかであるが、多くの救命士は外頸静脈の怒張をみて単純に閉塞性ショック、緊張性気胸と想定することが多い。しかし、閉塞性ショックには肺梗塞、心タンポナーデ、緊張性気胸といくつかの原因があり、これを論理的に説明できるかどうかが大事である。

ファシリテーターは閉塞性ショックと鑑別したら、どうして緊張性気胸と診断したのか？　を質問する。特に、心電図の変化（胸部誘導）や胸部の心音、呼吸音の減弱などをしっかりと把握させることも重要である。

この症例の場合は、搬送に時間がかかる危険性が高い。いかにしてそれを判断するかを議論する。単に三次救急に搬送するだけではなく、脱気ができるようにするにはどうしたらよいかを考察させる。

また、本症例の処置に関しては、陽圧換気は症状を増悪させる危険が高いため、人工呼吸器による呼吸管理中は十分注意するなどは確実にディスカッションの中で盛り込むようにする。

■余談　女性特有の気胸　月経随伴性気胸
気胸は男性が多いようなイメージがあるが、女性特有の気胸もある。それが月経随伴性気胸である。月経随伴性気胸の臨床的特徴は、①月経時に密接に関連して反復発生し中間期にはみられないこと、②年齢は30～40歳代に多く、右側に多いこと、③排卵抑制剤により再発の予防、あるいは症状を軽減しうる場合があること、④妊娠中には発生しないこと、⑤骨盤腔内子宮内膜症をみる場合、月経随伴性気胸があること、などが挙げられ、さらに胸腔内の所見として、⑥肺から空気漏出を考えさせるような異常所見はみられない場合が多いこと、⑦横隔膜の主として腱様部に欠損孔がみられる場合があること、⑧横隔膜、胸膜、稀には肺に子宮内膜症またはその痕跡と考えられる所見を得られる場合があること、などが知られている（伴場次郎，ほか：月経随伴性気胸の分類と診断基準．日胸疾会誌 21(12):11196-1200, 1983）。

症例 09

Facilitator Training for POT (FTP)

難易度 **B**

■傷病者情報

覚　知	午前 8 時 40 分
傷病者	45 歳　男性
主　訴	意識障害・胸痛
通報者	家族
現　場	自宅書斎

45 歳の男性。文筆業。突然の呼吸困難と胸痛のため救急車で搬送された。本日は徹夜で机に向かい原稿を書いていた。原稿ができあがり椅子から立ち上がった直後に呼吸困難と胸痛とが出現し救急要請 (医師国家試験 99 回 G17 から改変)。

Q：本症例の病態を説明しなさい

傷病者の外見・身体所見

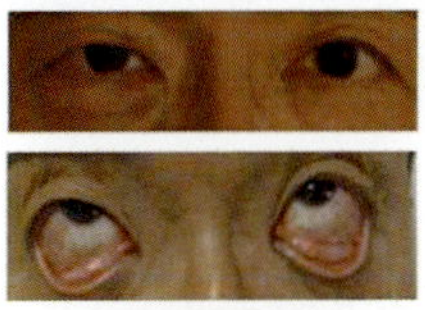

対光反射：正常

青ざめている

起坐位

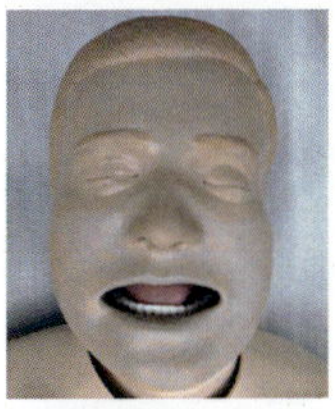

意識は少し混濁気味

肺野全体からの低調性ラ音
胸　部：苦しそうに息をしている
心　音：頻脈 (正常かどうか？)
呼吸音：24 回 / 分　搬送中に血痰を何回か吐いていた
神経所見：異常なし
痛みなし、硬いところはなし、皮膚は温かい
身長：166cm
体重：85kg

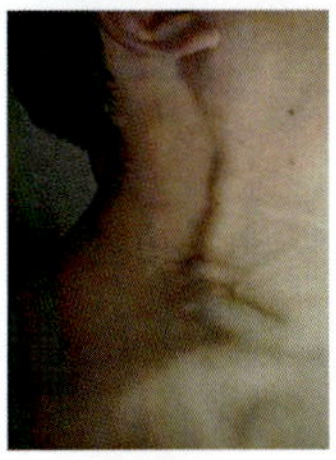

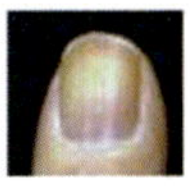

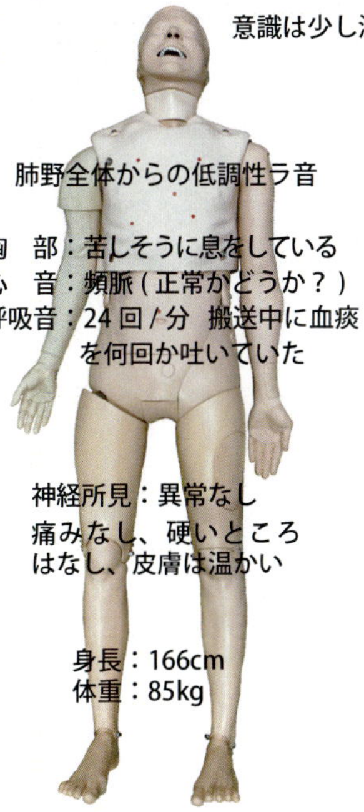

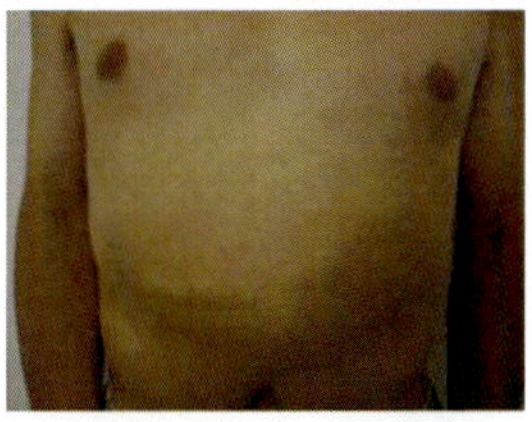

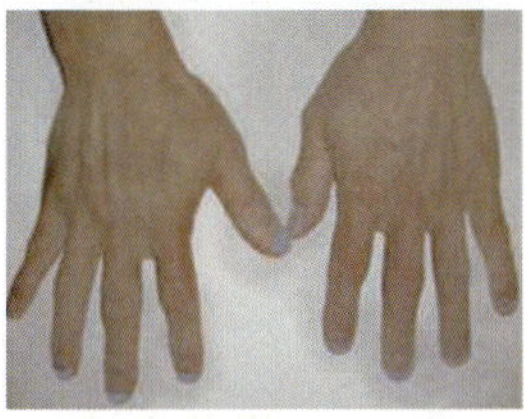

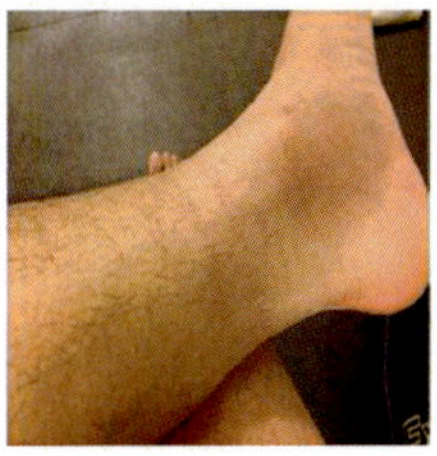

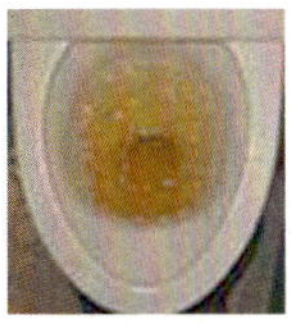

［体位による変動］

	血圧	心拍数	SpO_2
仰臥位	80/50	120	92
下肢挙上	90/60	130	92
起坐位	70/40	110	92

リフィリングタイム：3 秒
体温：37.1℃

尿・便

I
aVR
V1
V4
II
aVL
V2
V5
III
aVF
V3
V6

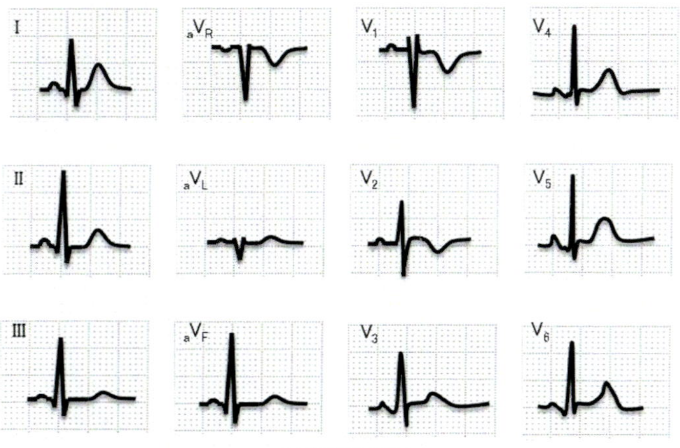

12 誘導心電図

鑑別のポイント

意識障害

	血圧	心拍数	SpO$_2$
仰臥位	80/50	120	92
下肢挙上	90/60	130	92
起坐位	70/40	110	92

意識は少し混濁気味

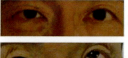
対光反射：正常

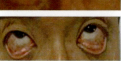

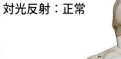

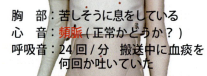
肺野全体からの低調性ラ音

胸　部：苦しそうに息をしている
心　音：頻脈（正常かどうか？）
呼吸音：24回/分　搬送中に血痰を
　　　　何回か吐いていた

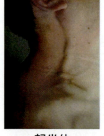
青ざめている
→チアノーゼ

神経所見：異常なし
痛みなし、硬いところ
はなし、皮膚は温かい

起坐位
外頸静脈の怒張

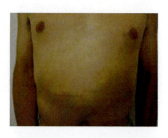

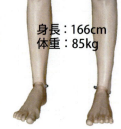
身長：166cm
体重：85kg

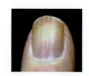
リフィリングタイム：3秒
体温：37.1℃

チアノーゼ

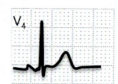
正常時

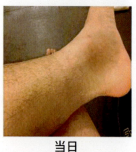
当日
腫れている下肢。浮腫？

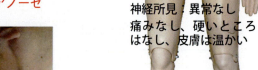

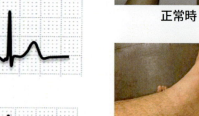

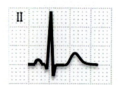

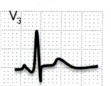
12誘導心電図

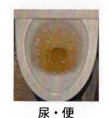
尿・便

講義の進め方

心筋梗塞？？
胸痛、心筋梗塞による心不全

肺血栓塞栓症による閉塞性ショック
呼吸困難・熱発(少し低いが)・痰(血性)・咳
肺野全体のラ音(低調性)
閉塞性ショック
→ショックバイタル
　外頸静脈の怒張
下肢に血栓があるかもしれない(浮腫？)

救命士A

F：では病態を説明してください。
救命士A：本症例は急性心筋梗塞によるショックです。観察される所見は突然の胸痛です。
F：所見としては？
救命士A：ほかは外頸静脈の怒張があります。
F：右心不全を起こしていると？
救命士A：そうですね。
F：呼吸音は？
救命士A：正常ではないと思います。
F：下肢の所見は？
救命士A：浮腫があると思います。
F：なるほど。バイタルは？
救命士A：ショックです。
F：どんな種類のショックですか？
救命士A：心原性ショックでしょうか。
F：では輸液はダメですね。
救命士A：はい。
F：ありがとうございました。

救命士B

F：では病態を説明してください。
救命士B：本症例は急性肺血栓塞栓症による閉塞性ショック(肺梗塞、肺血栓塞栓症)です。
F：なるほど。その根拠はなんですか？
救命士B：呼吸困難・熱発(少し低い)・痰(血性)・咳です。ほかに肺野全体のラ音(低調性)があります。閉塞性ショックと診断したのはショックバイタル、外頸静脈の怒張、下肢から血栓が飛んだと想像しました。
F：なるほど。呼吸音はどうでしたか？
救命士B：呼吸音は全体的に低調性のラ音がします。ただ、肺水腫まではいってないような感じです。
F：心筋梗塞は？
救命士B：心電図所見には現れてないので、否定的ではないかと考えます。
F：緊急度・重症度は？
救命士B：現段階では緊急度、重症度は極めて高いと判断します。
F：ありがとうございました。

診断

肺血栓塞栓症

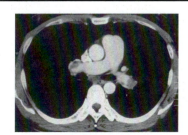

本症例のCT
(医師国家試験99回G17より)

考察

　急肺血栓塞栓症(PTE)の診断の根拠となる特異的な症状はなく、このことが診断を遅らせる、あるいは診断を見落とす大きな理由の1つとなる。しかしながら、急性PTEと診断された症例の90％は症状により疑われており、診断の手がかりとして症状の理解は重要である。
　呼吸困難、胸痛が主要症状であり、呼吸困難、胸痛、頻呼吸のいずれかが97％の症例でみられたとする報告もある。
　呼吸困難は最も高頻度に認められ、ほかに説明が

できない呼吸困難や突然の呼吸困難で発症し、危険因子がある場合には急性PTEを鑑別診断に挙げなくてはならない。

2番目に多い症状として胸痛が挙げられる。胸膜痛を呈する場合と胸骨後部痛を呈する場合があり、前者は末梢肺動脈の閉塞による肺梗塞に起因するもの、後者は中枢肺動脈閉塞による右室の虚血によるものと考えられている。

失神も重要な症候で、中枢肺動脈閉塞による重症例にみられる。咳嗽、血痰も少なからず認められ、動悸、喘鳴、冷汗、不安感が認められることもある。血痰は末梢肺動脈の閉塞による肺梗塞によって起こる。このように急性PTEの症状は非特異的であるため、症状単独では診断に結びつけることは困難である。

■特徴的発症状況
安静解除後の最初の歩行時、排便・排尿時、体位変換時がある。

■鑑別しなければいけない疾患
呼吸困難と胸痛を示す疾患として、気胸、肺炎、胸膜炎、慢性閉塞性肺疾患、肺癌などの肺疾患、虚血性心疾患、急性大動脈解離、心膜心筋炎、心不全などの心疾患を鑑別する必要がある。急性PTEは失神の鑑別疾患として忘れてはならない（参考：日本循環器学会，日本医学放射線学会，日本胸部外科学会，日本血管外科学会，日本血栓止血学会，日本呼吸器学会，日本静脈学会，日本心臓血管外科学会，日本心臓病学会，日本肺高血圧・肺循環学会班長 伊藤正明：肺血栓塞栓症および深部静脈血栓症の診断，治療，予防に関するガイドライン.2017年改訂版，pp3-8,日本循環器学会，東京，2017）。

指導のポイント

①肺血栓塞栓症を疑うべき身体所見を知っておく

45歳の男性で突然の呼吸困難と胸痛が立ち上がった直後に出現している。急性PTEとは静脈、心臓内で形成された血栓が遊離して、急激に肺血管を閉塞することによって生じる疾患である。塞栓源の約90％以上は、下肢あるいは骨盤内静脈である。血栓の大きさ、傷病者の有する心肺予備能、肺梗塞の有無などにより発現する臨床症状の程度は異なる。無症状から突然死をきたすものまでさまざまであり、そうした臨床像の多彩さやもともとの基礎疾患による症状所見により見過ごされる危険性が指摘されており、搬送中の観察に注意を要する。

自覚症状としては、本症に特異的なものはないとされているので、さまざまな鑑別する疾患を頭に入れておくことを指導する。
・労作時の息切れは必発
・胸痛、乾性咳嗽、失神
・特に肺出血や肺梗塞を合併すると血痰や発熱をきたすこともある。
・肺高血圧の合併により右心不全症状をきたすと、

《PTEの自覚症状》

症状	長谷川ら (224人)	脳塞栓症研究会 (579人)
呼吸困難	171(76%)	399/551(72%)
頭痛	107(48%)	233/536(43%)
発熱	50(22%)	55/531(10%)
失神	43(19%)	120/538(22%)
咳嗽	35(16%)	59/529(11%)
喘鳴	32(14%)	記載なし
冷汗	19(8%)	130/527(25%)
血痰	記載なし	30/529(6%)
動悸	記載なし	113/525(22%)

(Stein M, et al：1963, Miniati M, et al：1999, 長谷川浩一, ほか：1993, 岡田 修, ほか：2001 より改変)

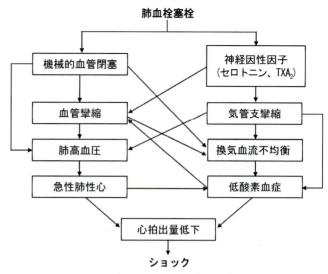

● 肺血症のショックの病態 ●

《急性肺血栓塞栓症 ―初期症状―》

呼吸困難	胸痛	不安感	冷汗	失神	動悸	発熱	咳嗽	血痰
73%	53%	31%	31%	27%	26%	15%	13%	6%

(JASPER(肺血栓症研究会)2000 による)

腹部膨満感や体重増加、下腿浮腫などがみられる。

②身体所見をしっかり観察する
低酸素血症の進行に伴いチアノーゼおよび過呼吸、頻脈がみられる。下肢の深部静脈血栓症を合併する症例では、下肢の腫脹や疼痛が認められる。また、右心不全症状を合併すると、肝腫大および季肋部の圧痛、下腿浮腫なども認められる。

本症例の指導ポイントは
① PTEが把握できるか？
② 閉塞性ショックを鑑別できるか？
である。

PTEについては救命士国家試験ではよく飛行場で急な意識障害や胸痛で発症などというキーワードで始まることが多い。そういう知識があれば、本症例がPTEであることは容易に想像できるであろう。しかし、確定的な所見がなく、既往などもはっきりしない場合は想定できないかもしれない。ファシリテーターはPTEである根拠をしっかりと聞き出し、なぜこの結論になったのかなどを考察する。

また、この症例は閉塞性ショックである。緊張性気胸など閉塞性ショックを呈する疾患はいくつかある。その中で、なぜPTEと診断したのかを聞き出すようにする。この場合は胸部の聴診所見などが有力な所見である。このことを救命士とディスカッションするようにする。場合によっては急性心筋梗塞と勘違いする場合もある。そのときは急性心筋梗塞の場合は心電図変化がどうなるのかなど、違いを理解させるように心がける。

議論の合間にエコノミー症候群を提示して印象づけることもこの症例の理解の一助になる。

■エコノミークラス症候群とは
エコノミークラス症候群は、航空機利用に伴って生じた静脈血栓塞栓症を指す名称である。長時間の同一姿勢や機内の低湿度、脱水傾向などが原因として考えられている。日本における発症頻度は1999年で100万人あたり0.18人と極めて稀であった。航空機に限らず長時間の移動の場合には、自動車、列車、船舶などでも起こり得ることより、本来は旅行者血栓症(traveller's thrombosis)と呼ぶのが適当である。

(参考：日本循環器学会：循環器病の診断と治療に関するガイドライン(2008年度合同研究班報告) ,肺血栓塞栓症および深部静脈血栓症の診断,治療,予防に関するガイドライン.2009年改訂版.p8,日本循環器学会,東京,2017)

症例 10

Facilitator Training for POT (FTP)

難易度 *B*

■傷病者情報

覚　知	午前8時40分
傷病者	65歳　男性
主　訴	吐血
通報者	家族
現　場	○○県○○郡

　65歳の男性。吐血のため救急要請。起床時から悪心があり、朝食前にトイレで吐血があった。肝硬変で通院中である。意識は清明 (医師国家試験 104 回 D23 から改変)。

Q：本症例の病態を説明しなさい

傷病者の外見・身体所見

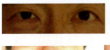

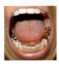

心　音：I、II音共に正常
呼吸音：24回/分
　　　　正常・左右差なし

[体位による変動]

	血圧	心拍数	SpO$_2$
仰臥位	80/40	120	96
下肢挙上	100/60	110	96
起坐位	60/30	130	96

普段の腹部
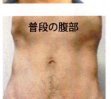

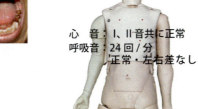

呼びかけ・痛み刺激に反応なし

身長：167cm
体重：42kg

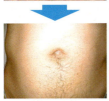
現在の腹部
右上腹部が硬い。
押さえると体動あり

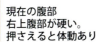
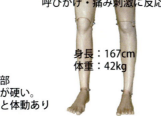

上肢、下肢に神経学的所見はない

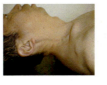
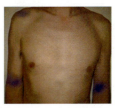

やや湿潤

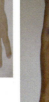
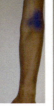
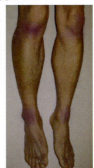

リフィリングタイム：4秒
体温：36.8℃

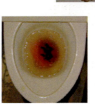

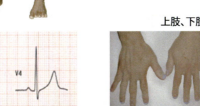

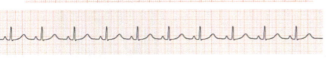

12誘導心電図

鑑別のポイント

肝硬変で通院中である。

	血圧	心拍数	SpO$_2$
仰臥位	80/40	120	96
下肢挙上	100/60	110	96
起坐位	60/30	130	96

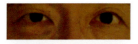
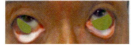
眼瞼結膜は白く、球結膜は黄染

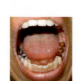
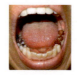
チアノーゼ

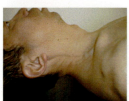

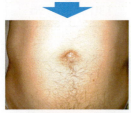
普段の腹部

現在の腹部
右上腹部が硬い。
押さえると体動あり

腹部膨隆

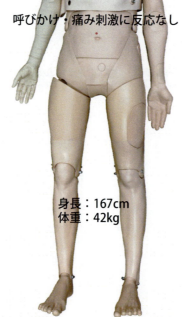

心　音：I、II音共に正常
呼吸音：24回/分
　　　　正常・左右差なし

呼びかけ・痛み刺激に反応なし

身長：167cm
体重：42kg

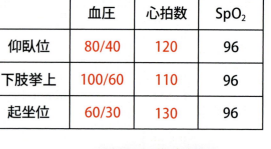
紫斑がみられる

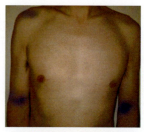
やや湿潤

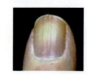
リフィリングタイム：4秒
体温：36.8℃

上肢、下肢に神経学的所見はない

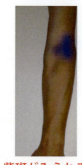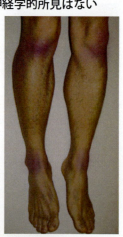
紫斑がみられる

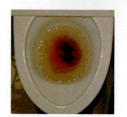
血液の嘔吐

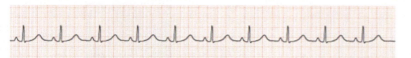

12誘導心電図

講義の進め方

循環血液量減少性ショック
(食道静脈瘤の破裂)

観察される所見はチアノーゼ、交感神経が亢進。蒼白、呼吸不全、冷汗、虚脱、脈拍不触

消化管出血が原因の循環血液量減少性ショック

肝硬変→門脈圧亢進→上部消化管出血

観察される所見はチアノーゼ、交感神経亢進
全体に出血斑があり、出血傾向

救命士 A

F：では病態を説明してください。

救命士 A：本症例は循環血液量減少性ショックの傷病者です。観察される所見はチアノーゼ、交感神経が亢進している徴候がみられます。蒼白、呼吸不全、冷汗、虚脱、脈拍不触のいくつかがみられています。

F：なるほど。根拠はほかにはないですか？

救命士 A：ほかは起坐位では血圧低下がみられ、下肢挙上では逆に血圧が上がっています。

F：なるほど。意識がクリアですね、静脈路確保したいところですが、いかがですか？

救命士 A：そうですね。循環血液量の減少による中枢神経の低酸素が起これば、意識レベルが低下することは十分予想されます。特に嘔吐していますから、これが気管に入ると気道閉塞を起こします。

F：なるほど。搬送に関しては何かありませんか？

救命士 A：搬送時間にもよりますが、ドクターヘリを要請したいところです。

F：輸液はダメですか？

救命士 A：輸液はすべきだと考えられます。血圧を上昇させるには下肢挙上が有効でしたから。

F：方法は何か考えられますか？

救命士 A：そうですね。近くの開業医に搬送して輸液ルートだけでも確保したいところです。

F：なるほど、緊急度、重症度については？

救命士 A：両方とも高いと考えられます。

F：ありがとうございました。

救命士 B

F：では病態を説明してください。

救命士 B：本症例は消化管出血が原因の循環血液量減少性ショックの傷病者です。観察される所見はチアノーゼ、交感神経が亢進している徴候がみられます。蒼白、呼吸不全、冷汗、虚脱がみられています。

F：なるほど。根拠はほかにはないですか？

救命士 B：全身に出血斑があり、出血傾向があると考えられます。ほかは体位を変換させると起坐位では血圧低下がみられ、下肢挙上では逆に血圧が上がっています。

F：なるほど。吐血の原因は？

救命士 B：肝硬変があり、門脈圧亢進による食道静脈瘤からの出血と考えられます。

F：なるほど。ほかに何か考えられますか？

救命士 B：胃潰瘍、十二指腸潰瘍、Mallory-Weiss 症候群などが上部消化管出血では考えられます。

F：輸液はすべきですか？

救命士 B：輸液はすべきだと考えられます。しかし、下肢挙上でかなり血圧は維持できています。搬送の時間にもよるとは思います。今回は輸液をしても問題はないと思います。

F：なるほど、緊急度・重症度については？

救命士 B：両方とも高いと考えられます。

F：ありがとうございました。

■診断

肝硬変、食道静脈瘤からの出血

■考察

■本症例の目標
上部消化管出血を疑うべき身体所見を知っておく。
　肝硬変から門脈圧亢進症が起きており、食道・胃静脈瘤破裂に陥ったと考えられる。大量の吐血を認め、ショックバイタルのため、緊急内視鏡を行い出血源を検索し止血する必要がある。
　日本消化器病学会肝硬変診療ガイドライン2015（改訂第2版）によると、身体所見だけで肝硬変が診断されることは難しいとされている。しかし、肝硬変の臨床症状としては、黄疸、腹水、吐血、くも状血管腫、女性化乳房、下腿浮腫などが挙げられる。また、チアノーゼ、腹部膨隆やショックバイタルなどが観察される。

■食道静脈瘤とは
肝硬変を主な原因として門脈圧亢進症が生じ、それに伴い食道静脈瘤は発生する。門脈圧が亢進すると、その圧を大循環へ逃すための異常な排血路が発達する。その中で食道粘膜下層以浅に存在するものが食道静脈瘤である（図）。食道内腔は、さまざまな食物や逆流した消化液に曝露することで上皮が傷つきやすい。食道静脈瘤の破裂は、突然の大量消化管出血を生じることが多く、失血死あるいは肝不全死に至る危険性も高い（菅智明：食道静脈瘤の内視鏡的治療．信州医誌 63(2):85-90, 2015）。

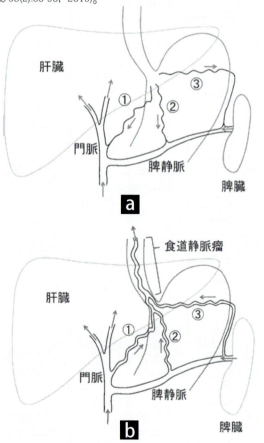

a：正常では、①左胃静脈、②後胃静脈、③短胃静脈、の血流は求肝性である。
b：門脈圧が亢進することで徐々に血流は変化し、①②③の血流は遠肝性となって食道静脈瘤への供血血管となる。
（菅智明：食道静脈瘤の内視鏡的治療．信州医誌 63(2):85-90, 2015 による）

■指導のポイント

本症例の指導ポイントは、
①上部消化管出血の病態を理解できるか？
②循環血液量減少性ショックを鑑別できるか？
である。

■上部消化管出血の病態を理解できるか？
消化管出血の頻度は人口10万人あたり100人程度と報告されている。内視鏡的診断および治療、さらに酸分泌抑制剤を中心とした薬物療法は大きく進歩したが高齢化の影響もあり、消化管出血の死亡率は10％とこの数十年間変わっていない。消化管出血ではショックに陥ることが多く、内視鏡治療までの初期治療は特に重要である。吐血（上部消化管出血）で緊急処置を要する疾患は食道胃静脈瘤、胃潰瘍、十二指腸潰瘍、Mallory-Weiss症候群、Angioectasia（粘膜もしくは粘膜下層の限局性に拡張した毛細血管形成異常）などがある。これらの疾患が頭に浮かべばよいし、これらをファシリテーターからの質問として投げかける。

■出血した血液の性状
吐血は通常Treitz靭帯より口側に出血源があり、中等量以上の出血によって起こる。血液は胃液によってヘマチン化され、黒褐色あるいは暗赤色を呈する。しかし、出血量が多くなると鮮赤色を呈す。また、食道静脈瘤、Mallory-Weiss症候群など胃液と接触しにくい病態でも鮮紅色の吐血をする場合が多い。

■発症様式
Mallory-Weiss症候群は頻回の嘔吐後の吐血、逆流性食道炎の胸やけ症状など、特徴的な臨床像を示す。下部消化管出血も特徴的な発症様式を示すことが多い。

■身体診察
視診およびバイタルサイン、意識レベル、顔色、貧血・黄疸の有無を観察し、血圧・脈拍・呼吸状態から出血量を把握する。腹部では手術痕、膨隆の有無をみる。聴診では腸音の亢進あるいは減弱を観察する。急性腹症と同様に、腹部の触診によって圧痛、筋性防御、反跳痛などの有無を診る（瓜田純久：吐血・下血．日内会誌 100:208-212,2011）。

■循環血液量減少性ショックを鑑別できるか？
この症例は循環血液量ショックであるが意識レベルがクリアである。このような症例に対してどのように対応するかは、救命士やMCの医師の判断が異なると考えられる。輸液を行うのか？ 行わないのか？ など参加者に問いかけるなどして議論を喚起する。想定には搬送時間が明記されていないが、搬送時間を30分、60分などと設定を変更したり、ドクターヘリを要請するかしないかなど搬送自体のやり方も議論の対象になる。

症例 11

Facilitator Training for POT (FTP)

難易度 B

■傷病者情報

覚　知	午後12時40分
傷病者	43歳　男性
主　訴	意識障害
通報者	家族
現　場	○○県○○郡

43歳の男性。意識障害を主訴に救急車を要請。一昨日の午後から上腹部痛、背部痛および悪心が出現し、自宅近くの医療機関を受診し鎮痛薬と制吐薬とを処方されたが無効だった。本日、早朝から呼びかけに返答できなくなり、妻が救急車を要請した。既往歴と家族歴に特記すべきことはない。喫煙歴と飲酒歴はない。意識は傾眠状態だが唸り声をあげながらうずくまってしまい仰臥位で診察を受けられない。身長162 cm、体重60 kg。体温37.2 ℃。心拍数56/分、整。血圧106/58 mmHg。呼吸数20/分、深い大きな呼吸で呼気には異臭がする。臍周囲に青紫色の着色斑を認める(医師国家試験111回179から改変)。

Q：本症例の病態を説明しなさい

傷病者の外見・身体所見

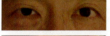
対光反射：正常

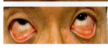
顔面・皮膚は蒼白

仰臥位→半坐位では外頸静脈は確認できない

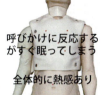
呼びかけに反応するがすぐ眠ってしまう
全体的に熱感あり
呼吸数：20回/分、深い大きな呼吸で呼気には異臭がする。肺全体に断続性、低調性のラ音が聴かれる
上肢・下肢：感覚・運動は問題なし
身長：162cm
体重：60kg

[体位による変動]

	血圧	心拍数	SpO₂
仰臥位	80/40	120	93
下肢挙上	86/45	130	93
起坐位	74/40	110	94

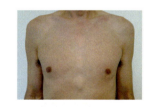

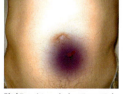
腹部：じっとしていても痛む。上腹部全体に圧痛あり。グル音はしない

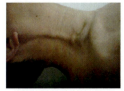
リフィリングタイム：3秒
体温：37.8℃

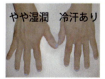
温かく、湿っている　　やや湿潤　冷汗あり

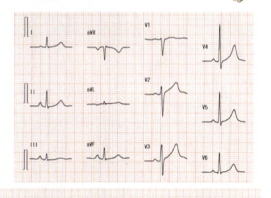
12誘導心電図

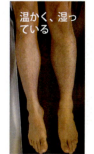

尿は出ていない

鑑別のポイント

一昨日の午後から上腹部痛、背部痛および悪心が出現し、自宅近くの医療機関を受診し鎮痛薬と制吐薬とを処方されたが無効だった。本日、早朝から呼びかけに返答できなくなり、妻が救急車を要請した。

	血圧	心拍数	SpO$_2$
仰臥位	80/40	120	93
下肢挙上	86/45	130	93
起坐位	74/40	110	94

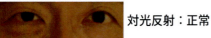
対光反射：正常

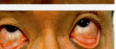
顔面・皮膚は蒼白

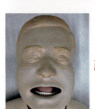
仰臥位→半坐位では外頸静脈は確認できない

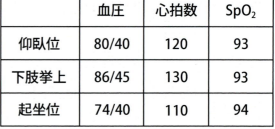

呼びかけに反応するがすぐ眠ってしまう
全体的に熱感あり

呼吸数：20回/分、深い大きな呼吸で呼気には異臭がする。肺全体に断続性、低調性のラ音が聴かれる

上肢・下肢：感覚・運動は問題なし

身長：162cm
体重：60kg

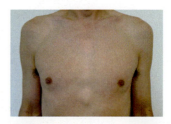

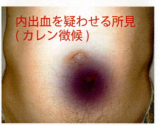
内出血を疑わせる所見（カレン徴候）

腹部：じっとしていても痛む。上腹部全体に圧痛あり。グル音はしない

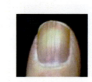
リフィリングタイム：3秒
体温：37.8℃

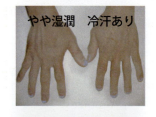
やや湿潤　冷汗あり

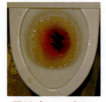
尿は出ていない

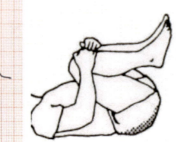
痛みのために背中を丸める

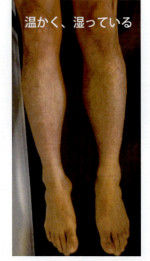
温かく、湿っている

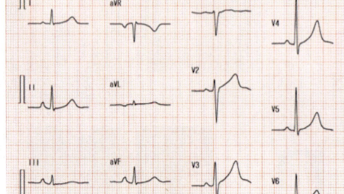
12誘導心電図

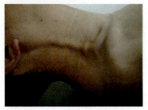
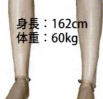

講義の進め方

```
急性膵炎
アルコールの多飲酒歴
数日前から消化器症状(腹痛、食欲不振)
意識障害
原因→汎発性腹膜炎
皮膚所見→カレン徴候、
腸管の音は減少→イレウス
ショック
血便→消化管出血
肺野では断続性、低張性のラ音
```

救命士 A

```
意識障害：原因は急性膵炎によるショック
アルコールの多飲酒歴
数日前から消化器症状(腹痛、食欲不振)
腹部は硬く腹膜刺激症状
カレン徴候
腸管の音は減少し、麻痺性イレウス
血便、消化管出血
敗血症性ショック＋循環血液量性ショック
```

救命士 B

F：では病態を説明してください。

救命士A：アルコールの多飲酒歴があります。数日前から消化器症状(腹痛、食欲不振)があり、意識障害が起こっています。原因としては汎発性腹膜炎が原因と考えられます。皮膚所見ではカレン徴候がみられますから、急性膵炎だと思います。

F：腹部所見はどうですか？

救命士A：腸管の音は減少していることから、イレウスを起こしているんじゃないかと思います。

F：バイタルはどうですか？

救命士A：ショックと思います。血便がみられますから、多分、消化管出血が起こっているんだと思います。

F：ほかの所見はないですか？

救命士A：肺野では断続性、低張性のラ音が聴かれます。多分、肺に水が溜まっている所見だと思います。

F：それは心不全が原因ですか？

救命士A：頸静脈が怒張している様子はないので右心不全は考えにくいです。多分、肺胞膜の水分の透過性が亢進して浮腫が形成されているんじゃないかと思います。

F：ショックは循環血液量減少性ショックですか？

救命士A：末梢は温かいので、敗血症性ショックと考えてよいと思います。

F：輸液は行いますか？

救命士A：はい。したいと思います。

F：では病態を説明してください。

救命士B：意識障害で原因は急性膵炎によるショックがあると思います。急性膵炎はアルコールの多飲酒歴。数日前から消化器症状(腹痛、食欲不振)があり、腹部は硬く腹膜刺激症状があります。カレン徴候、グレーターナー徴候がみられますから、急性膵炎だと思います。

F：腹部所見はどうですか？

救命士B：麻痺性イレウスを起こしています。

F：バイタルはどうですか？

救命士B：ショックと思います。末梢が温かく、末梢血管が拡張しているので、敗血症性ショックが考えらます。

F：ほかの所見はないですか？

救命士B：肺野では断続性、低張性のラ音が聴かれます。肺に水が溜まっている所見だと思います。血便がみられますから、消化管出血が起こっているんです。

F：心不全はありますか？

救命士B：ないと考えられます。頸静脈は怒張している様子はないので、右心不全は考えにくいです。肺のラ音は肺胞膜の水分の透過性が亢進して浮腫が形成されているんじゃないかと思います。急性呼吸窮迫症候群(ARDS)になりかけています。パルスオキシメーターの値と一致しています。

F：循環血液量減少性ショックですか？

救命士B：末梢は温かいので、敗血症性ショックと考えてよいと思います。しかし、血便など出血の所見もあり、循環血液量の減少も合わさっていると考えられます。

F：輸液は行いますか？

救命士B：下肢を挙上しても、あまり血圧は上昇していないのですが、下肢を挙上して搬送したいです。搬送の時間がどれくらいかかるかにもよりますが、輸液はとりあえず控えたいと考えます。

診断

急性膵炎による敗血症性ショック

診断の根拠となる所見

・消化器症状(腹痛、食欲不振、汎発性腹膜炎、血便)
・ショック
・意識障害
・皮膚所見(カレン徴候)
・肺野に断続性、低調性のラ音

考察

本症例は急性膵炎による敗血症性ショックが疑われる。肺野に断続性、低調性のラ音があることから、肺胞の細胞膜の透過性が亢進しており、敗血症性ショックが進行している。

■急性膵炎とは
・病態

急性膵炎は、アルコール摂取や胆石症などによりなんらかの機序で膵酵素が膵内で活性化し、膵の自己消化をきたした非化膿性急性炎症である。膵の変化は浮腫、出血、壊死に分類されるが、これらがさまざまな程度で混在し、特に発症早期では膵虚血から膵壊死への移行が認められる。

膵内で活性化された膵酵素や二次的に産生されたサイトカインやキニン類などの炎症メディエーターが血中や腹腔内に溢流し、発症初期から全身炎症反応性症候群 (systemic inflammatory response syndrome ; SIRS) をきたす。

■重症膵炎

高度なSIRS反応により膵局所の炎症が全身の障害へ拡大したものであり、膵炎全体の約20%内外を占めると推測される。重症膵炎では、全身末梢血管の透過性が亢進し、組織浮腫と血管内脱水 (hypovolemia) をきたし、血管内皮障害に起因する臓器虚血により肺・肝・腎などの遠隔重要臓器障害が早期から引き起こされ、免疫系や凝固系の障害や、重症感染症や播種性血管内凝固症候群 (DIC) を合併する。さらに、膵および膵周囲後腹膜、腸間膜などの壊死部に腸内細菌移行 (bacterial translocation ; BT) から感染を生じ、敗血症を併発すると予後は不良である。

・急性膵炎の診断基準[1]

① 上腹部に急性腹痛発作と圧痛がある
② 血中または尿中に膵酵素の上昇がある
③ 超音波、CTまたはMRIで急性膵炎を伴う異常所見がある

上記3項目中2項目以上を満たし、ほかの膵疾患および急性腹症を除外したものを急性膵炎と診断する。ただし、慢性膵炎の急性発症は急性膵炎に含める。膵酵素は膵特異性の高いもの(膵アミラーゼ、リパーゼなど)を測定することが望ましい[1]。

・疫学

日本では年間約5.8万人が発症すると推計(明らかに増加傾向)。成因としてはアルコール摂取が40%、胆石性が約20%、特発性が約20%。

・症状

約90%の症例に急激に発症し増悪する持続性の上腹痛を認める。悪心・嘔吐、発熱、背部への放散痛をしばしば伴う。また重症例では呼吸困難、意識障害、ショック症状、出血傾向がみられる。まず心窩部に圧痛を認め、時間経過とともに腹膜刺激症状、筋性防御が明らかとなってくる。また、腸間膜根部への炎症の波及による麻痺性イレウスから鼓腸を呈する。

■診断のポイント

急性発症の上腹部痛では急性膵炎も念頭におく。

・問診

発症時期(日時まで)と発症の誘因を聞く。発症時期は重症膵炎の治療方針の決定に必要となる。発症直前の食事の内容、初回か再燃か、飲酒量と期間、特に発症前の飲酒状況、内服薬、既往歴、家族歴などの情報を得る。

・症状

急性膵炎の主症状は上腹部痛、背部痛、発熱、嘔気・嘔吐、黄疸、腹部膨満などであるが、急性膵炎に特異的な症状ではない。このような症状がある場合には急性膵炎を見逃さないようにする。症状に乏しい急性膵炎もある。

・バイタルサイン

体温、呼吸数、血圧、脈拍、意識レベルをチェックする。

・腹部所見

腹部あるいは腹部全体の圧痛、筋性防御、腸蠕動音の減弱、皮膚の色素沈着[グレーターナー徴候:側腹部、カレン徴候:臍周囲(図)、Fox徴候:鼠径靭帯下部]の有無を診察する。

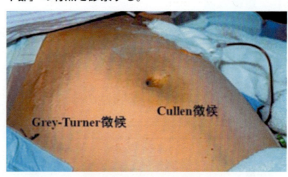

(厚生労働省難治性疾患克服研究事業「難治性膵疾患に関する調査研究班」(編):[ガイドライン].急性膵炎における初期診療のコンセンサス 改訂第3版.膵臓 26:657, 2011 による)

指導のポイント

① 急性膵炎の所見を覚えているか
② どのタイプのショックであるか
を鑑別する。

まず質問すべきは、どれだけ所見を挙げられるかである。アルコールの多飲酒歴、数日前から消化器症状(腹痛、食欲不振)、ショック、意識障害、汎発性腹膜炎、血便、皮膚所見ではカレン徴候、グレーターナー徴候など。

次にショックバイタルであることを議論する。敗血症ショックであると答える研修生と血便や内出血の所見から循環血液量減少性ショックの2つを議論する。

肺野に断続性、低調性のラ音があることから、肺胞の細胞膜の透過性が亢進しており、敗血症性ショックが進行していることが答えられるかどうかも質問すべきである。これは、高度なSIRS反応により膵局所の炎症が全身の障害へ拡大したものであり、全身末梢血管の透過性が亢進し、組織浮腫と血管内脱水 (hypovolemia) をきたし、血管内皮障害に起因する臓器虚血により肺・肝・腎などの遠隔重要臓器障害が引き起こされたことを示す。

本症例の場合は厳密に2つのショックを鑑別する必要はない。両者が同時に発生していると考えられるため、静脈路確保により輸液を行うことも検討課題である。このときは、なぜ輸液が必要なのかを確認する。下肢を挙上すれば血圧が若干上昇することを根拠にするか、肺野の断続性のラ音から、肺野では既にエンドトキシンによる肺障害が始まっていると考えて、輸液を躊躇する場合もある。どちらでも根拠をしっかりと誘導すべきである。

参考文献

1) 厚生労働省難治性疾患克服研究事業「難治性膵疾患に関する調査研究班」(編):[ガイドライン]急性膵炎における初期診療のコンセンサス改訂第3版.膵臓 26:651-683, 2011.
2) 竹山宜典:急性膵炎の病態と治療.2010年度後期日本消化器外科学会教育集会講義資料 pp49-56,2010.
3) 急性膵炎診療ガイドライン2015改訂出版委員会,日本腹部救急医学会,厚生労働科学研究費補助金難治性疾患等政策研究事業(難治性疾患政策研究事業)難治性膵疾患に関する調査研究班,日本肝胆膵外科学会,日本膵臓学会,日本医学放射線学会(編):急性膵炎診療ガイドライン2015.金原出版,東京,2015.

症例 12

Facilitator Training for POT (FTP)

難易度 A

■傷病者情報

覚　知	午後17時40分
傷病者	32歳　男性
主　訴	意識障害
通報者	家族
現　場	○○県○○郡

　32歳の男性。意識障害のため救急要請。24歳時（入社時）の健康診断で高血糖を指摘されていたがそのままにしていた。6ヵ月前から口渇と多尿とがあり、ジュースやスポーツドリンクをよく飲むようになった。最大体重は1年前で95kgであった。1ヵ月前から体重が激減し、全身倦怠感を自覚するようになった。今朝からぐったりとなり、夕方になって家族が救急車を要請した。父と兄とが糖尿病である（医師国家試験107回E51から改変）。

Q：本症例の病態を説明しなさい

傷病者の外見・身体所見

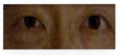
対光反射：正常

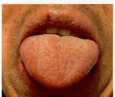

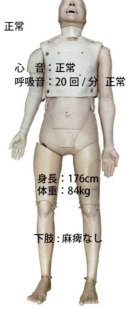
心　音：正常
呼吸音：20回/分　正常
身長：176cm
体重：84kg
下肢：麻痺なし

下肢挙上

[体位による変動]

	血圧	心拍数	SpO$_2$
仰臥位	132/80	96	98
下肢挙上	136/84	96	98
起坐位	128/80	96	98

呼吸パターン

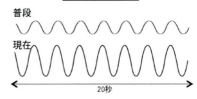
普段
現在
20秒

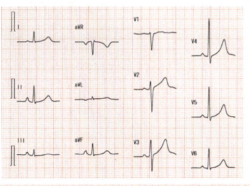
12誘導心電図

リフィリングタイム：2秒
体温：37.1℃

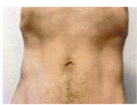
腹部は特に硬いところはなし。
グル音は亢進

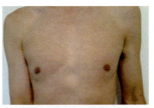
皮膚は全体的に乾燥している
左右上肢：麻痺なし

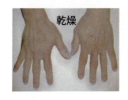
乾燥

45

鑑別のポイント

意識障害のため救急要請。高血糖を指摘されていたがそのままにしていた。6ヵ月前から口渇と多尿とがあり、ジュースやスポーツドリンクをよく飲むようになった。最大体重は1年前で95kgであった。1ヵ月前から体重が激減し、全身倦怠感を自覚するようになった。

	血圧	心拍数	SpO_2
仰臥位	132/80	96	98
下肢挙上	136/84	96	98
起坐位	128/80	96	98

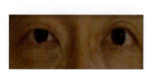
対光反射：正常

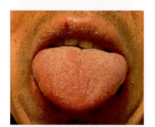
乾燥している

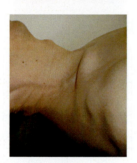
下肢挙上

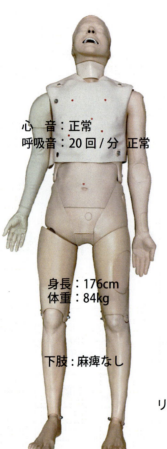
心　音：正常
呼吸音：20回/分　正常
身長：176cm
体重：84kg
下肢：麻痺なし

呼吸パターン
普段
現在　クスマウル呼吸
20秒

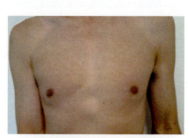
リフィリングタイム：2秒
体温：37.1℃

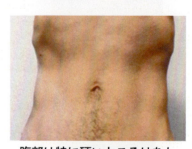
皮膚は全体的に乾燥している
左右上肢：麻痺なし

腹部は特に硬いところはなし
グル音は亢進

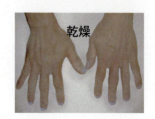
乾燥

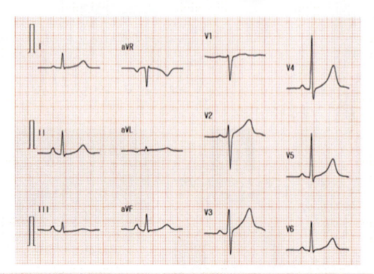
12誘導心電図

講義の進め方

```
糖尿病ケトアシドーシス
クスマウル大呼吸、血糖異常
循環血液量減少性ショック
```

 救命士 A

```
糖尿病ケトアシドーシス
激しい口渇、多飲、多尿、体重減少、全身倦怠感、胃腸症状（悪心、嘔吐、腹痛）、クスマウル呼吸があり
```

 救命士 B

F：では病態を説明してください。

救命士 A：クスマウル大呼吸があり、血糖異常を指摘されていることもあり糖尿病ケトアシドーシスが最も考えられます。

F：腹部所見はどうですか？

救命士 A：特に問題はありません。

F：バイタルはどうですか？

救命士 A：ショックと思います。起坐位でもそれほど外頸静脈が見えないような気がします。循環血液量が減少していると思います。

F：ほかの所見はないですか？

救命士 A：これといって所見はありません。

F：では、呼吸パターンで決めたということですか？

救命士 A：基本的にはそうなります。あとは特徴的な大きな二呼吸パターンです。

F：ショックは循環血液量減少性ショックですか？

救命士 A：皮膚が乾燥しているので、高度脱水によるショックと考えてよいと思います。

F：血糖測定は行いますか？

救命士 A：はい。したいと思います。

F：どんな値が出ると思いますか？

救命士 A：はい。相当高い値だと思います。

F：では病態を説明してください。

救命士 B：激しい口渇、多飲、多尿、体重減少、甚だしい全身倦怠感、胃腸症状（悪心、嘔吐、腹痛）、クスマウル呼吸があり、糖尿病ケトアシドーシスが最も考えられます。

F：腹部所見はどうですか？

救命士 B：特に問題はありません。

F：バイタルはどうですか？

救命士 B：ショックではないと思います。しかし全身の皮膚が乾燥しており高度な脱水があると考えられます。

F：ほかの所見はないですか？

救命士 B：特にほかは認められません。

F：輸液の必要はありますか？

救命士 B：高度な脱水が認められますから、やる意味はあると思います。頸静脈は怒張している様子はないので、かなり循環血液量は減少していると考えられます。

F：循環血液量減少性ショックですか？

救命士 B：そのように考えて問題はなしと思います。

F：体位管理は？

救命士 B：下肢を挙上しても、あまり血圧は上昇していないのですが、下肢を挙上して搬送したいです。

F：乳酸リンゲル液は使用していいものでしょうか？

救命士 B：基本的には生理食塩水です。少し、迷います・・・。

診断

糖尿病ケトアシドーシス（DKA）

診断の根拠となる所見

激しい口渇、多飲、多尿、体重減少、甚だしい全身倦怠感、胃腸症状（悪心、嘔吐、腹痛）、クスマウル呼吸。

考察

糖尿病ケトアシドーシスは以下のときにみられる。
・1型糖尿病（劇症1型糖尿病を含む）の初発症状
・1型糖尿病患者において、感染症や心血管病などの併発時、悪心・嘔吐などの消化器症状のため摂食不良時にインスリンを減量・中止するなどのマネジメントエラー
・大量飲酒
・薬剤性（ステロイド、サイアザイド、ペンタミジンおよび向精神薬）
・2型糖尿病患者の大量の糖質摂取（ソフトドリンクケトーシス）

・糖尿病ケトアシドーシスの診断
臨床所見としては、1～2日の経過で、急激な口渇、多飲、多尿、倦怠感が出現し、脱水、種々の程度の意識障害、体重減少を呈する。腹痛、悪心を伴うこともあり、急性腹症と誤診されることもある。代謝性アシドーシスを補正するための過呼吸（クスマウル呼吸）、呼気のアセトン臭、口腔粘膜の乾燥、低血圧、頻脈などを認める。

・糖尿病ケトアシドーシスの治療
ケトアシドーシスの際には、体重の10%の水分と7～10 mEq/kgのナトリウム、3～5 mEq/kgのカリウムが欠乏していると推定される。生理食塩水を中心とした十分な輸液と電解質（ナトリウム、カリウム）の補充、インスリンの適切な投与が重要である。

指導のポイント

本症例は32歳の男性で、
・意識障害のため救急要請
・24歳時に高血糖を指摘されていた
・6ヵ月前から口渇と多尿とがあり、ジュースやスポーツドリンクをよく飲む
・1ヵ月前から体重が激減し、全身倦怠感を自覚
・父と兄とが糖尿病
という傷病者であり、呼吸パターンからクスマウル大呼吸であることから、糖尿病ケトアシドーシスであることは理解できると思われる。

呼気のアセトン臭はこの症例では記載がないが、連想するのは容易かもしれない。しかし、甘い匂いといってもケトン臭だとはすぐには思えないかもしれないので、実際にリンゴの匂いやアセトンなどの匂いを嗅いでもらうこともよい体験になる。

時に急性腹症として搬送される事例があることを講義する。よって、質問には腹部所見がどうなっているのかを質問する。グル音なども聴取の必要性がある。高度の脱水があることを観察できているかも質問する。脱水を示唆する所見はどこなのかを聞き出す。

外頸静脈や皮膚の乾燥の具合なども参考になる。また体位交換ではさほど血圧が上昇していないが、体位管理はどうすればよいのかも議論する。

輸液については、脱水であるし循環血液量は減少しているので、行っても問題はない。では乳酸リンゲルは糖尿病ケトアシドーシスの患者に投与して問題はないのか？　この症例はショックにはなっていないが、乾燥していることから脱水が強く疑われる。ショックであった場合は、乳酸リンゲルを使っていいのかどうか迷うケースである。生理食塩水を中心とした十分な輸液が推奨されているが、果たして、乳酸リンゲルは糖尿病ケトアシドーシスの患者に投与して問題はないのか？　D.G.VAN ZYLらによると、乳酸リンゲル液を使用することで生理食塩水よりも早くアシドーシスを是正する効果については結果に差はなかった。米国糖尿病学会によればDKAの初期輸液において、生理食塩水と乳酸リンゲル液での違いは言われていない。したがって、代謝性アシドーシスの改善の効果は差がないが、使用することができないとは言えない。

参考文献
1) 日本糖尿病学会：糖尿病診療ガイドライン2016.南江堂,東京,2016.
2) 眞田淳平,木村友彦,金藤秀明：高血糖緊急症.日内会誌105：690-697,2016.
3) D.G.VAN ZYL,P. rheeder,E. deelport:Fluid management in diabeticacidosis—Ringer's lactate versus normal saline: a randomized controlled trial. Q J Med 105:337–343,2012.

症例 13

Facilitator Training for POT (FTP)

難易度 **B**

■傷病者情報

覚　知	午後12時40分
傷病者	69歳　男性
主　訴	元気がない、意識障害
通報者	老人ホーム職員
現　場	○○県○○郡

　69歳の男性。意識障害のため救急要請。1年前から高血糖を指摘されていたが特に何もしなかった。1週間前から風邪気味であったが、2、3日前から咳と微熱とを認め、前日からは食事が摂れなかった。

Q：本症例の病態を説明しなさい

傷病者の外見・身体所見

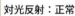
対光反射：正常

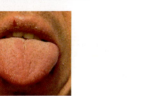
乾燥している

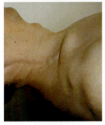
下肢挙上

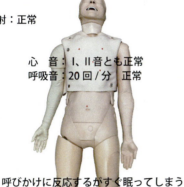
心　音：I、II音とも正常
呼吸音：20回/分　正常
呼びかけに反応するがすぐ眠ってしまう
身長：172cm
体重：72kg
皮膚は全体的に乾燥している
神経所見：右手は自発的には動かない
搬送途中で痙攣があった

[体位による変動]

	血圧	心拍数	SpO$_2$
仰臥位	90/70	130	98
下肢挙上	96/70	130	98
起坐位	80/60	110	98

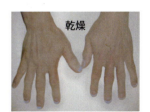
乾燥

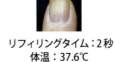
リフィリングタイム：2秒
体温：37.6℃

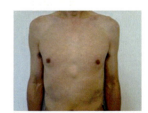
全体的に乾燥、全体的に軟らかい。押さえても痛いところはない

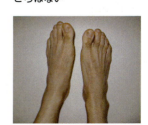

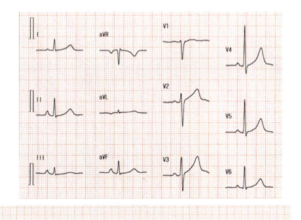
12誘導心電図

鑑別のポイント

69歳の男性。意識障害のため救急要請。1年前から高血糖を指摘されていたが特に何もしなかった。1週間前から風邪気味であったが、2、3日前から咳と微熱とを認め、前日から食事摂取が不良となった。

	血圧	心拍数	SpO₂
仰臥位	90/70	130	98
下肢挙上	96/70	130	98
起坐位	80/60	110	98

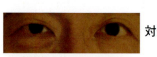
対光反射：正常

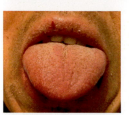
乾燥している

心音：I、II音とも正常
呼吸音：20回/分　正常

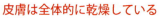
皮膚は全体的に乾燥している
神経所見：右手は自発的には動かない
搬送途中で痙攣があった

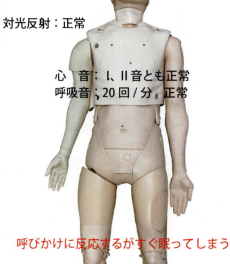
呼びかけに反応するがすぐ眠ってしまう
身長：172cm
体重：72kg

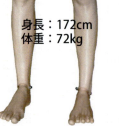
下肢挙上

リフィリングタイム：2秒
体温：37.6℃

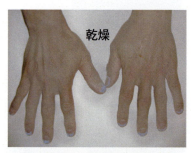
乾燥

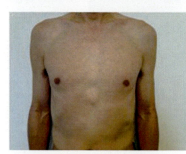
全体的に乾燥、全体的に軟らかい。
押さえても痛いところはない

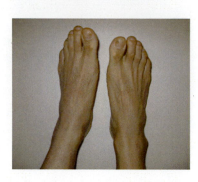

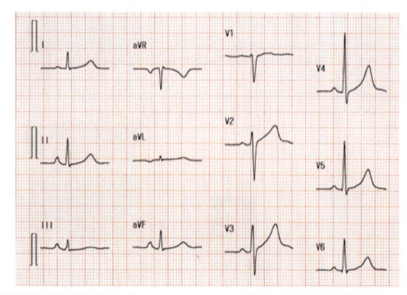
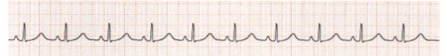
12誘導心電図

講義の進め方

```
69歳の男性。高血糖の既往。
皮膚が乾燥（発熱）
脱水

高浸透圧高血糖症候群
```

```
高血糖により皮膚が乾燥
脱水
痙攣もある

高浸透圧高血糖症候群
```

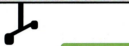

F：では病態を説明してください。

救命士A：69歳の男性。意識朦朧の傷病者です。高血糖の既往があります。しかし、糖尿病とは診断されておらず、疑いです。

F：バイタルは？

救命士A：若干血圧が低いように感じます。

F：ほかに所見は？

救命士A：皮膚が乾燥しています。発熱かもしれません。なんらかの原因で脱水になっているのではないかと思います。

F：何が原因ですか？

救命士A：わかりませんが、高齢者にはよくみられます。

F：しかし、糖尿病の既往はないようですが。

救命士A：確かにありませんが、高血糖は指摘されています。口腔内の乾燥など高血糖に矛盾しないと思います。

F：痙攣は？

救命士：痙攣は高血糖でもみられます。瞳孔の所見からは中枢神経系の異常は考えにくいかと思います。

F：輸液はしますか？

救命士A：確かに脱水があるので輸液をすることも考慮すべきです。乳酸リンゲルでいいのかどうか？？　です。

F：これは高血糖ということですか？

救命士A：そうです。高浸透圧高血糖症候群でよいと思います。

F：では病態を説明してください。

救命士B：高齢男性。当日朝から意識が朦朧として、施設職員がおかしいと思って救急搬送を要請しています。高血糖が指摘されています。

F：病態は？

救命士B：脱水はあると思います。皮膚の乾燥などがそれを示しています。

F：痙攣はどうしてですか？

救命士B：何かが原因だと思います。電解質異常かもしれません。

F：体温が少し高いですね。

救命士B：これは脱水が原因ではないかと考えています。

F：なるほど。

救命士B：ざっくり言うとそうなります。

F：右手は自発的に動かさないですね。

救命士B：そうですね。神経学的な所見がみられることもあるかもしれません。

F：輸液はしますか？

救命士B：乳酸リンゲルならナトリウムが高い濃度であるので、いいのではないかと思います。

F：ありがとうございました。

診断

高浸透圧高血糖症候群（非ケトン性高浸透圧性糖尿病昏睡）

診断の根拠となる所見

激しい口渇、多飲、多尿、体重減少、意識障害、皮膚口腔粘膜の乾燥、痙攣、片麻痺。

考察

高浸透圧高血糖症候群は糖尿病ケトアシドーシスと並び、高血糖緊急症として理解しておくべき疾患である。

- **病態**：インスリン欠乏は糖尿病ケトアシドーシスほど強くなく、ケトン体上昇は軽度であり、脱水が病態の主体である。
- **誘因**：インスリンの極度の作用不足で引き起こされる糖尿病ケトアシドーシスと比べると、さまざまである。高カロリー輸液、副腎皮質ステロイド投与、クッシング症候群、感染症、手術後などインスリン需要の増大した際にみられやすい。また、本疾患は高齢者にみられることが多く、口渇中枢の感受性低下による水分摂取不足や免疫力低下、腎機能低下なども原因となる。インスリン非依存状態の 2 型糖尿病患者やこれまで糖尿病を指摘されていない患者でも清涼飲料水の多飲などにより発症することがあり注意が必要である（これで糖尿病が判明することもある）。
- **症状**：糖尿病ケトアシドーシスと比較し明確かつ特異的な症状は乏しい。痙攣や軽戦などの神経学的所見がみられる場合がある。ケトン体増加は軽度のため、呼気のアセトン臭はないことが多い。血糖の上昇は糖尿病ケトアシドーシスより高値（通常 600 mg/dL 以上、時に 2,000 mg/dL 程度まで達することがある）。血漿浸透圧は著明な脱水により通常 350 mOsm/L 以上である。ケトン体はインスリン分泌が保たれているために少ないと考えられる。

- **治療**：糖尿病ケトアシドーシス同様、補液による脱水・電解質の補正とインスリン静脈投与となる。脱水の補正が治療の中心であり、インスリン投与量は糖尿病ケトアシドーシスよりも少量で済むことが多い。

一般的に血清ナトリウムは 150 mEq/L と上昇していることが多いが、多くは著明な脱水のため循環虚脱の状態にあるため、循環動態が改善するまでは生理食塩水投与が推奨される。脱水により循環血液量が減少し、血液粘稠度が増すことで血栓形成傾向となり、播種性血管内凝固症候群を引き起こすことがあり、注意が必要である。

指導のポイント

この症例の指導ポイントは
①所見やエピソードから高血糖を想定できるか？
②高血糖の症状を理解させる
③血糖測定を行うかどうか
を議論する。

ポイントは皮膚所見である。全身の脱水の所見を観察させて、なぜ脱水になったのかの原因を考察させる。呼気の確認（アセトン臭がケトアシドーシスに比して少ない）など考慮させる。

低血糖との鑑別は大切である。低血糖のときは交感神経の活動亢進が起こるために、皮膚は湿潤になる傾向にあるが、脱水を伴う糖尿病ケトアシドーシスや高浸透圧高血糖症候群は乾燥する。

観察の所見では、皮膚の性状をしっかり観察することが低血糖と高血糖の鑑別に役に立つであろう。

低血糖との鑑別が問題となることがあるので、脳血管障害が否定的なら血糖測定を行うかどうかを議論する。各地のプロトコールによってはする場合やしない場合などがさまざまであるが、測定するメリット、デメリットなどを考慮して議論していく。

参考文献
1) 日本糖尿病学会糖尿病診療ガイドライン 2016 (編)：糖尿病診療ガイドライン 2016. 南江堂，東京，2016.
2) 眞田淳平，木村友彦，金藤秀明：高血糖緊急症. 日内会誌 105：690-697,2016.

《 糖尿病ケトアシドーシスと高血糖高浸透圧症候群の比較 》

	糖尿病ケトアシドーシス	高浸透圧高血糖症候群
糖尿病の病態	インスリン依存状態	インスリン非依存状態。発症以前には糖尿病と診断されていないこともある
発症前の既往誘因	インスリン注射の中止または減量 インスリン抵抗性の増大、感染、心身ストレス、清涼飲料水の多飲	薬剤（降圧利尿、グルココルチコイド、免疫抑制薬）、高カロリー輸液、脱水、急性感染症、火傷、肝障害、腎障害
発症年齢	若年者 (30 歳以下) が多い	高齢者が多い
前駆症状	激しい口渇、多飲、多尿、体重減少、甚だしい全身倦怠感、消化器症状 (悪心、嘔吐、腹痛)	明確かつ特異的なものに乏しい 倦怠感、頭痛、消化器症状
身体所見	脱水 (+ + +)、発汗 (−)、アセトン臭 (+)、クスマウル大呼吸、血圧低下、循環虚脱、脈拍頻かつ浅、神経学的所見に乏しい	脱水 (+ + +)、アセトン臭 (−) 血圧低下、循環虚脱 神経学的所見に富む (痙攣、振戦)
検査所見 　血糖 　ケトン体 　HCO_3^- 　pH 　浸透圧 　Na 　K 　Cl 　FFA 　BUN/Cr 　乳酸	300 ～ 1,000mg/dL 尿中 (+) ～ (+ + +)、血清総ケトン体 3mM 以上 10mEq/L 以下 7.3 未満 正常～ 300mOsm/L 正常～軽度低下 軽度上昇、治療後低下 95mEq/L 未満のことが多い 高値 高値 約 20％の症例で> 5mM	600 ～ 1,500mg/dL 尿中 (−) ～ (+)、血清総ケトン体 0.5 ～ 2mM 16mEq/L 以上 7.3 ～ 7.4 350mOsm/L 以上 > 150mEq/L 軽度上昇、治療後低下 正常範囲が多い 時に低値 著明高値 しばしば> 5mM、血液 p H 低下に注意
鑑別を要する疾患	脳血流障害、低血糖、ほかの代謝性アシドーシス、急性胃腸障害、肝膵疾患、急性呼吸障害	脳血管障害、低血糖、痙攣を伴う疾患

Na：ナトリウム、K：カリウム、Cl：クロール、FFA：遊離脂肪酸、BUN：尿素窒素、Cr：クレアチニン

（日本糖尿病学会糖尿病診療ガイドライン 2016 (編): 糖尿病診療ガイドライン 2016. 南江堂，東京，2016 を改変）

症例 14

Facilitator Training for POT (FTP)

難易度 A

■傷病者情報

覚　知	午前9時40分
傷病者	45歳　男性
主　訴	意識障害
通報者	会社の同僚
現　場	千代田区

　45歳の男性。職場の廊下で倒れているところを同僚に発見され救急車で搬入された。同僚や家族によると最近、時に異常な言動がみられたという。常用薬はない。身長172cm、体重84kg(ともに家族からの情報)。呼びかけにかすかにうなずき、痛み刺激に反応する。全身の発汗が著明である。胸腹部には異常を認めない(医師国家試験111回I76から改変)。

Q：本症例の病態を説明しなさい

傷病者の外見・身体所見

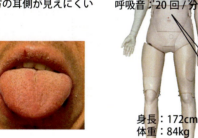

対光反射：正常
両方の耳側が見えにくい

呼びかけに反応するが
すぐ眠ってしまう
痛み刺激には反応する

心　音：I、II音とも正常
呼吸音：20回/分　正常

腹部所見：皮膚は全体的にジメッとしている。全体的に軟らかい。押さえても痛いところはなし

身長：172cm
体重：84kg

[体位による変動]

	血圧	心拍数	SpO₂
仰臥位	130/80	110	98
下肢挙上	140/80	110	98
起坐位	120/80	110	98

神経所見：右手は自発的には動きにくい。右手にしびれがある。搬送途中で痙攣があった

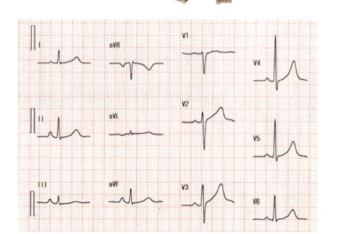

12誘導心電図

リフィリングタイム：2秒
体温：36.5℃

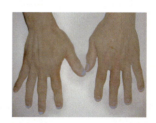

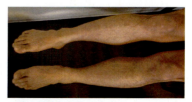

下肢は問題なく動くがジメッとしている

鑑別のポイント

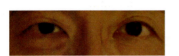
対光反射：正常
両方の耳側が見えにくい

	血圧	心拍数	SpO$_2$
仰臥位	130/80	110	98
下肢挙上	140/80	110	98
起坐位	120/80	110	98

心　音：Ⅰ、Ⅱ音とも正常
呼吸音：20回/分　正常

呼びかけに反応するがすぐ眠ってしまう
痛み刺激には反応する

腹部所見：皮膚は全体的にジメッとしている。全体的に軟らかい。押さえても痛いところはなし

神経所見：右手は自発的には動きにくい。右手にしびれがある。搬送途中で痙攣があった

身長：172cm
体重：84kg

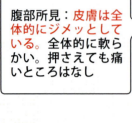
口腔内は正常範囲

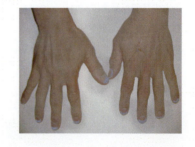
リフィリングタイム：2秒
体温：36.5℃

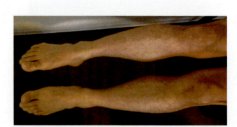

下肢は問題なく動くがジメッとしている
発汗→交感神経の亢進

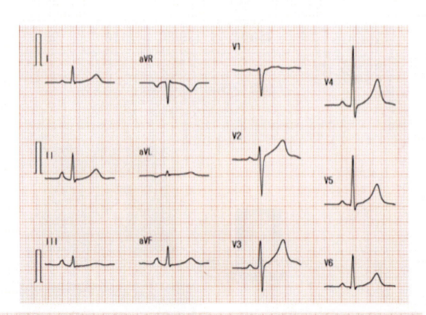
12誘導心電図　頻脈→交感神経の亢進

講義の進め方

45歳、男性。意識障害
視野狭窄、麻痺
痙攣、頭蓋内圧の亢進
頭蓋内の病変
脳神経外科への搬送

救命士A

45歳、男性。意識障害
視野狭窄、麻痺、痙攣

低血糖

救命士B

F：では病態を説明してください。

救命士A：45歳、男性。意識障害の傷病者です。視野狭窄、麻痺がみられます。搬送途中に痙攣もみられました。経過からして中枢性のものを疑います。

F：バイタルは？

救命士A：若干血圧が低いように感じますが、ショックではないと思います。

F：全身の皮膚が湿潤してますね？

救命士A：そうです。交感神経系が亢進している所見です。これは頭蓋内圧の亢進でもみられます。

F：しかし、頭痛とかないですね。

救命士A：確かにありません。しかし、事前の精神症状は回復を繰り返しています。

F：痙攣、視野狭窄はなぜでしょうか？ 中枢神経系の何が疑われますか？

救命士A：痙攣や視野狭窄は中枢性のものでもみられます。瞳孔所見からは中枢神経系疾患は考えにくいです。

F：これは頭蓋内の病変ということですね。

救命士A：そうです。

F：搬送先は？

救命士A：脳神経外科でしょうか。

F：ありがとうございました。

F：では病態を説明してください。

救命士B：45歳、男性。意識障害の傷病者です。視野狭窄、麻痺がみられます。搬送途中に痙攣もみられました。視野狭窄や経過からして中枢性のものを疑います。

F：中枢神経系のものとは？

救命士B：経過からして代謝性の疾患を疑っています。

F：痙攣はどうしてですか？

救命士B：低血糖なら十分説明がつきます。

F：身体が湿ってますね。

救命士B：これは交感神経系の亢進を表していて、低血糖ならあり得ます。

F：なるほど。では、血糖測定が必要ですね。

救命士B：そうなります。

F：右手は自発的に動かさないですね。

救命士B：そうですね。低血糖なら神経学的な所見がみられることもあるかもしれません。

F：ありがとうございました。

診断

低血糖

診断の根拠となる所見

意識障害、交感神経亢進（皮膚の発汗、頻脈）、中枢神経症状（痙攣、片麻痺）

考察

この症例は病院での検査の結果、血液生化学所見：血糖28mg/dL、ナトリウム(Na) 138mEq/L、カリウム(K) 3.7mEq/L、クロール(Cl) 99mEq/L、空腹時インスリン(IRI) 42μU/mL（基準17以下）、空腹時Cペプチド 5.6ng/dL（基準0.6〜2.8以下）。心電図、胸腹部X線写真、腹部超音波検査および頭部CTで異常を認めなかった。インスリンが体内で過剰産生されていて、インスリノーマやインスリン自己免疫症候群が疑われた。

■低血糖の症状
　低血糖症状は、その発症機序から交感神経症状と中枢神経症状に大別される。
・交感神経症状：動悸・頻脈、ふるえ(振戦)、不安感、発汗(冷汗)、空腹感、しびれ感、悪心・嘔吐。これらの症状は血糖値の低下に対抗して血糖上昇に働く代償作用(拮抗調節)の1つであると同時に、生体(特に中枢神経系)が危機的状況にあることを察知しての警戒警報(アラーム機構)の役割を果すとも理解できる。
・中枢神経症状：不穏、めまい、頭痛、疲労感、目のかすみ、複視、行動異常、性格変化、錯乱、低体温、意識障害、痙攣、昏睡(特に血糖値40 mg/dL以下では行動異常が認められ、さらに30 mg/dL以下となれば意識障害・痙攣・昏睡をきたす危険性が高い)

本症例では以前から下に挙げるような症状がみられている。
・急に左下肢が動かなくなり、左指尖がしびれる(片麻痺)
・意識が少しおかしい(意識障害)
・視野が狭くなった(麻痺)
・早朝に大声を出したり、壁を蹴ったりしたほか、パジャマを着たまま外を歩いていた(行動異常、性格変化)

　これらは中枢神経系へのブドウ糖の供給が不足することによる機能低下に起因する。

■血糖の維持機構と低血糖の病態生理
　血糖値は、健常人ではブドウ糖の供給とブドウ糖の利用のバランスが調節されて1日中狭い範囲内に保たれている。血糖の調節にはインスリンとグルカゴン、アドレナリン、カテコラミン、副腎皮質ステロイド、成長ホルモンなどのインスリン拮抗ホルモンが重要な働きをしている。中枢神経系はエネルギー源をグルコースのみに依存しているため、血糖値は常に70~80 mg/dLを下回らないように維持されている。
　血糖低下に伴い、段階的に生体反応が起こる。
　血糖コントロールが不良な糖尿病患者や自律神経障害を伴う糖尿病患者ではアドレナリン分泌の閾値が変化し、低血糖症状発症の閾値が変化することが知られている。

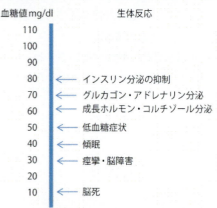

● 血糖値と生体内反応 ●

(島津 章：低血糖性昏睡．日内会誌 105:683-689,2016による)

■低血糖の原因
1. 薬剤性低血糖
①インスリンによる低血糖
　インスリン治療を行っているほとんどの症例は低血糖を経験している。特にインスリンの血中濃度がピークとなる時間帯、各食前の空腹時、深夜から早朝、運動をしている最中あるいはその後、入浴後などに起こりやすい。

②経口糖尿病治療薬(GLP-1受容体作動薬を含む)による低血糖
　経口糖尿病治療薬による低血糖はインスリン治療に比べれば頻度が少ないものの、常に危険性があることを念頭に置きながら診療を行う必要がある。スルホニル尿素薬が低血糖を起こしやすい。
③その他の薬物による低血糖
　糖尿病治療薬を除き、重大な副作用として低血糖が添付文書に記載されている主な薬剤は、抗不整脈薬、ニューキノロン系抗菌薬、アンジオテンシンII受容体拮抗薬(angiotensin II receptor blocker ; ARB)、非定形抗精神病薬、スルファメトキサゾール・トリメトプリム配合錠(ST合剤)、リトドリン塩酸塩、セレギリン塩酸塩などがある。高齢者や腎機能低下症例などで、低血糖が生じやすい。その他の薬物の投与が原因で起きる低血糖の頻度は少なく、患者側の危険因子(表)が存在することがほとんどである。

2. その他の疾患
①インスリノーマ
②詐病性低血糖
　治療とは無関係なインスリン注射や経口糖尿病治療薬の服薬によるもので、医療従事者や患者の家族などにみられる。
③インスリン自己免疫症候群
　インスリン注射の既往がないにもかかわらず、インスリンに対する自己抗体が産生され低血糖症状を引き起こす。
④膵外性腫瘍
　肝癌、間葉系腫瘍(線維肉腫、横紋筋肉腫など)、消化器癌などの巨大腫瘍が原因で起こる。
⑤インスリン拮抗ホルモン低下
　インスリン拮抗ホルモンの機能不全によって低血糖症が起こる。

《低血糖を引き起こす患者側の危険因子》

①インスリン注射や低血糖についての知識不足
②インスリン注射量の誤り
③血管内へのインスリン注射
④インスリン抗体
⑤インスリン分泌が枯渇(1型糖尿病など)
⑥食欲低下・嘔吐・下痢などのシックデイ
⑦食事の遅れや非摂食
⑧食事・運動療法を開始して間もない
⑨中等度以上の強度の運動後
⑩アルコール多量摂取
⑪中等度以上の肝機能障害
⑫中等度以上の腎機能障害
⑬慢性膵炎など膵外分泌疾患
⑭自律神経障害
⑮胃切除術後
⑯高齢者

(島津 章：低血糖性昏睡．日内会誌 105:683-689,2016による)

指導のポイント

　指導のポイントは、ショックではないが交感神経症状が亢進しているのはなぜかを考察させることにある。
　動悸・頻脈、ふるえ(振戦)、不安感、発汗(冷汗)、空腹感、しびれ感、悪心・嘔吐などの症状は血糖値の低下に対抗して血糖上昇に働く代償作用(拮抗調節)であることを理解しているかどうかもファシリテートすべきことである。
　この症例の場合は、インスリンが高い値を示している病態である。低血糖の原因になる疾患をこの機に学習するようにする。
　また、患者側の因子なども併せて学習する。

症例 15

Facilitator Training for POT (FTP)

難易度 **C**

■傷病者情報

覚　知	午前7時40分
傷病者	40歳　男性
主　訴	動けない
通報者	本人
現　場	神奈川県厚木市

　40歳の男性。自力で動けなくなり救急車を呼んだとのこと。37歳から「ホルモンか何かの病気」のため自宅近くの医療機関で治療を受けているとのことであるが、通院も内服も不規則だったため病名も含めて詳細はわからないという。以前から時に動けなくなることがあったが、数時間で軽快するためそのままにしていた。本日は起床時に身体が動かず起き上がれなくなり、その後もなかなか改善しないため家族が救急車を要請した（医師国家試験110回A60から改変）。

Q：本症例の病態を説明しなさい

傷病者の外見・身体所見

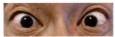
対光反射：正常

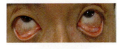

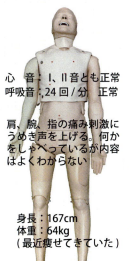
心　音：I、II音とも正常
呼吸音：24回/分　正常

肩、腕、指の痛み刺激に
うめき声を上げる。何か
をしゃべっているが内容
はよくわからない

身長：167cm
体重：64kg
（最近痩せてきていた）

[体位による変動]

	血圧	心拍数	SpO$_2$
仰臥位	120/60	100	96
下肢挙上	120/60	100	96
起坐位	120/60	100	96

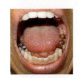
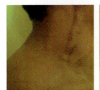
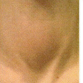
起坐位　　頸部

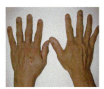
四肢に弛緩性で
左右対称性の麻
痺（徒手筋力テ
ストで2程度）

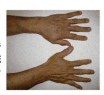

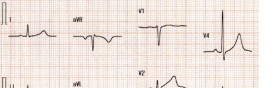
12誘導心電図

リフィリングタイム：2秒
体温：36.8℃

軟らかい。押さえた
とき痛みなし。グル
音の亢進あり

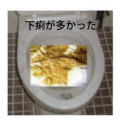
下痢が多かった

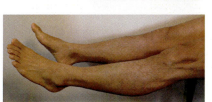
四肢に弛緩性で左右対称性の麻痺

鑑別のポイント

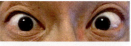
正常　　　対光反射：正常

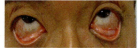
正常

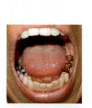

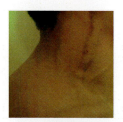
起坐位

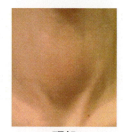
頸部
甲状腺の腫大

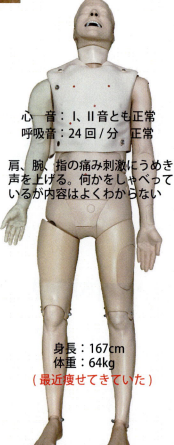
心　音：I、II音とも正常
呼吸音：24回/分　正常

肩、腕、指の痛み刺激にうめき声を上げる。何かをしゃべっているが内容はよくわからない

身長：167cm
体重：64kg
（最近痩せてきていた）

	血圧	心拍数	SpO$_2$
仰臥位	120/60	100	96
下肢挙上	120/60	100	96
起坐位	120/60	100	96

頻脈

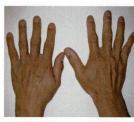 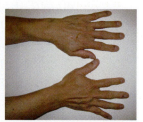
四肢に弛緩性で左右対称性の麻痺（徒手筋力テストで2程度）

リフィリングタイム：2秒
体温：36.8℃

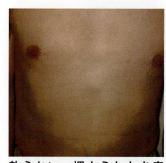
軟らかい。押さえたとき痛みなし。**グル音の亢進あり**

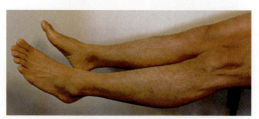
四肢に弛緩性で左右対称性の麻痺

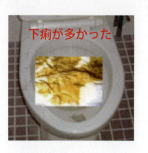
下痢が多かった

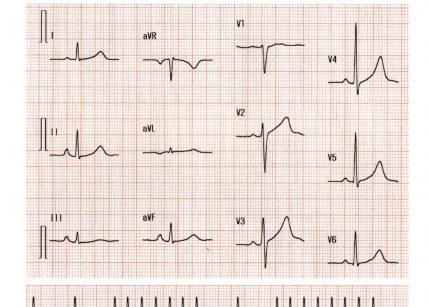
12誘導心電図 **Af**

講義の進め方

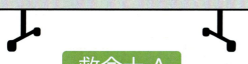

40歳、男性。四肢麻痺

感染性
低血糖
バセドウ病は考えにくい。
電解質異常
甲状腺機能亢進症？

救命士 A

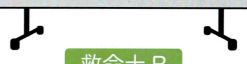

甲状腺機能亢進症

救命士 B

F：では病態を説明してください。

救命士A：40歳、男性。四肢麻痺の傷病者です。意識障害が少しあるような感じです。消化器症状もあるので、何か感染性のものを疑っています。もしかすると、低血糖かもしれません。

F：バイタルは？

救命士A：頻脈性の不整脈以外は正常です。

F：麻痺の原因は？

救命士A：四肢麻痺はよく脊髄損傷でみられるんですが、これでは外傷はみられませんし。

F：ほかに何かありませんか？

救命士A：甲状腺が腫れてはいるんですが、男性ですし、バセドウ病は考えにくいです。

F：小刻みにふるえているのはなぜでしょうか？中枢神経系の何かが疑われますか？

救命士A：甲状腺機能亢進症かなとも思えます。

F：混ざっているんでしょうか？

救命士A：甲状腺疾患なのか、中枢性なのか？または電解質異常なのか？

F：どれでしょうか？

救命士A：不整脈、下痢などが説明つきにくいんですが・・・。甲状腺機能亢進症でしょうか？

F：代謝性のものですか？

救命士A：代謝性のものでしょう。内分泌異常などが考えられます。

F：では病態を説明してください。

救命士B：中年男性。四肢麻痺の傷病者です。頸部の腫脹がみられます。体重減少、発熱、下痢や湿潤した皮膚がみられました。代謝性疾患を疑っています。多分、甲状腺機能亢進だと思います。

F：男性ですよ。

救命士B：女性が多いといわれてますが、男性もあり得ます。

F：小刻みなふるえはどうしてですか？

救命士B：甲状腺機能亢進症では振戦がよくみられます。

F：身体が湿っていませんね。

救命士B：発汗過多は甲状腺機能亢進症ではよくみられますが、今回は観察されていません。

F：なるほど。心房細動もそうですか？

救命士B：心房細動がみられるのは、僧帽弁閉鎖不全などですが、心音も正常です。

F：低血糖は考えられませんか？

救命士B：低血糖でもこのような症状が出てもおかしくないとは思います。鑑別疾患の1つに挙げていてよいかと思います。しかし、甲状腺機能亢進症では血糖は高めになる傾向がみられます。

F：血糖測定はしますか？

救命士B：検討してもよいかもしれませんが、積極的には行う必要性はないと思います。

F：甲状腺機能亢進症という決め手は？

救命士B：やはり、現病歴と全身所見です。

F：ありがとうございました。

■ 診断

> 周期性四肢麻痺 (甲状腺機能亢進症、バセドウ病)

■ 診断の根拠となる所見

甲状腺は軽度に腫大。四肢に弛緩性で左右対称性の麻痺がある (徒手筋力テストで 2 程度)。

■ 考察

周期性四肢麻痺 (periodic paralysis) とは、周期的・発作的に四肢 / 体幹の麻痺を呈するもので低カリウム血症が誘因になることが多い。周期性とあるが、一定の間隔で発作を起こすという意味ではなく、脱力発作が繰り返されるということを示す。発作は 1 時間未満で治まるものもあれば、数日持続するものもある。四肢麻痺は下肢から上肢へ、近位筋から遠位筋へと広がり、横隔膜や呼吸筋は障害されず、呼吸麻痺はきたさない。周期性四肢麻痺を起こす代表的な疾患は甲状腺機能亢進症である、ほかにも原発性アルドステロン、Bartter 症候群、利尿薬、尿細管性アシドーシス (renal tubular acidosis ; RTA) などがある。

バセドウ病はびまん性甲状腺腫を伴った TSH 受容体抗体を認める自己免疫性疾患で、甲状腺機能亢進症を呈する。バセドウ病は 20 ～ 40 歳代の女性に多い疾患である。しかし、バセドウ病を背景にした周期性四肢麻痺はバセドウ病の男性に認めることが多いのが特徴。ほかにも、甲状腺中毒症を背景にした周期性四肢麻痺には特徴がある。

■ バセドウ病を背景とした周期性四肢麻痺のポイント
・(東洋人のバセドウ病患者の) 男性に多い
・誘因として運動・過食・飲酒などがある
・発作時には血清カリウムは低下していることが多い
・症状は四肢 (特に下腿) 近位筋に強い
・脳神経支配筋 (眼筋、表情筋、球部筋など)、呼吸筋、括約筋は障害されない
などが特徴。

■ 指導のポイント

甲状腺機能亢進症の一般的な症状および徴候の多くが、交感神経亢進の症状に類似していることから低血糖と比較対照させることを指導のポイントとする。

全身の所見を観察から把握する。頸部の腫脹がはっきりしない症例もあるので、頸部腫脹だけで甲状腺機能亢進症と判断するのは問題がある。

症状として神経質などの精神症状が前面に出ることもある。わけもなくイライラしたり、落ち込んだり、逆に妙にハイテンションになったりするなどの症状はよくみられる。

身体症状としては動悸、活動亢進、多汗、暑さに対する過敏性、倦怠感、食欲亢進、体重減少、不眠、脱力感および腸管運動亢進 (時に下痢) などがみられる。しかし、基本的には血糖は高めの傾向がある。

眼球突出をよくいわれるが、ほかに凝視、眼瞼運動の遅れ、眼瞼の後退、結膜の軽度充血などで、主にアドレナリン刺激過剰によるものである。これらを説明しながらファシリテートする。

参考文献
1) 小林光太郎 , ほか：甲状腺機能亢進症を伴う低カリウム性周期性四肢麻痺症例の カリウム補充療法 . 日集中医誌 15:239-240,2008.

Column

《 救命士と IoT 教育 》

現代は、情報技術がかなり進んでいると皆さん感じているのではないでしょうか。

「今後、救命士はどうなるのでしょうか？」という質問をよく受けます。私は、今後の救命士はさまざまな格差が生じていくと思います。地域格差、実力の格差などが生じていくと感じています。救命士の業務はどちらかというと身体を動かしたり、短時間に診断、処置、搬送という業務になるのですが、どうしてもこれらの技術をリフレッシュするのは難しいといえます。万の職員を抱える消防組織から半名単位の消防署である中で、技術や知識の維持にはどうしても格差は出てしまうのではないでしょうか。では、どうしたら、このような格差をなくすことができるのでしょうか？　私は答えは IoT をいかに救命士の生涯教育に活用していくかだと思っています。今は「2011 年に小学校に入学した子どもたちの約 65% が、将来現在存在しない職業につくだろう」と予測するアメリカの研究者もいるように、労働環境がめまぐるしく変化しています。これからの子どもたちは 1 人 1 台のタブレットと教育 AI が当たりまえになり、知識は脳にダウンロードし、知識を身に付ける時間よりもコミュニケーションを重要視する時代がやってくるかもしれないといわれています。私の予想ですが、今後は IoT を利用して知識を習得する時代が必ずくるのではないかと考えています。救命士はある一定の決められた生涯教育プログラムを IoT から自己学習する。そのようになれば、どこにいても多分知識のアップデートは可能になるでしょう。後は搬送業務をどうするかになります。これに関しては、IoT だけでは如何ともし難いので、OJT になってしまうのかもしれません。あるいは地域の訓練センターで行うことになるのかもしれません。今後の救命士の格差解消には IoT 教育のツールをいかにしてつくり、生涯学習に結びつけていくかに集約されると思います。POT の手法がこれらに結びつけられればいいなと最近は思っています。

症例 16

Facilitator Training for POT (FTP)

難易度 A

■ 傷病者情報

覚　知	午前10時40分
傷病者	60歳　男性
主　訴	無尿、呼吸困難
通報者	本人
現　場	○○県○○郡

　60歳の男性。無尿とむくみとを主訴に来院した。5日前に発熱と喉の痛みとがあり、近医を受診し薬を処方され3日間服用した。発熱は改善したが、2日前から尿が出なくなり、今朝から顔面と下腿とに浮腫が出現している。意識は清明（医師国家試験101回H28から改変）。

Q：本症例の病態を説明しなさい

傷病者の外見・身体所見

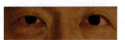
対光反射：正常

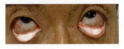

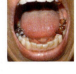
口の周りがしびれる

顔がむくんでいる

呼びかけに反応あり、苦しい、きつい
心　音：I、II音とも正常
呼吸音：24回/分、背部を中心に吸気時に断続性、低調性ラ音

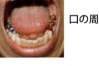

[体位による変動]

	血圧	心拍数	SpO$_2$
仰臥位	180/92	80	95
下肢挙上	200/100	80	93
起坐位	170/80	80	97

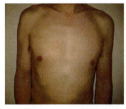
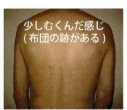
少しむくんだ感じ（布団の跡がある）

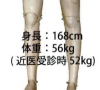
半坐位　　軟らかい。押さえたとき痛みなし

身長：168cm
体重：56kg
（近医受診時52kg）

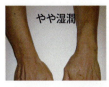やや湿潤
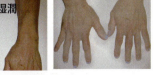

リフィリングタイム：3秒
体温：36.8℃
排尿はない

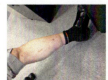
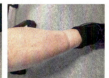

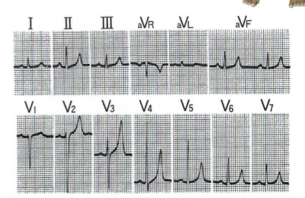

12誘導心電図

（和田　敬：新しい心電図とその解説, p329, 図487, 南山堂, 東京, 1973による）

鑑別のポイント

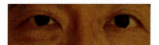
対光反射：正常

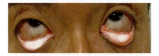
貧血

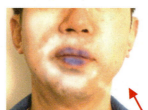
顔がむくんでいる

	血圧	心拍数	SpO₂
仰臥位	180/92	80	95
下肢挙上	200/100	80	93
起坐位	170/80	80	97

SpO₂低下

体液過剰による高血圧

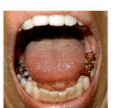
口の周りがしびれる（神経過敏）。カリウムの影響

呼びかけに反応あり、苦しい、きつい

心　音：I、II音とも正常
呼吸音：24回/分、背部を中心に吸気時に断続性、低調性ラ音＝肺水腫

全身性に浮腫がある

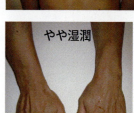
少しむくんだ感じ（布団の跡がある）

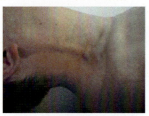
半坐位
外頸静脈の怒張＝体内血液量の増加

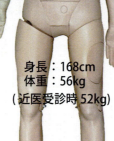

身長：168cm
体重：56kg
（近医受診時 52kg）

リフィリングタイム：3秒
体温：36.8℃

排尿はない

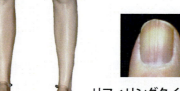
軟らかい。押さえたとき痛みなし

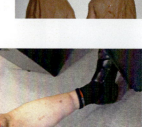
やや湿潤

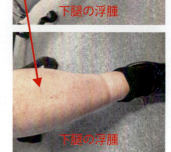
下腿の浮腫
下腿の浮腫

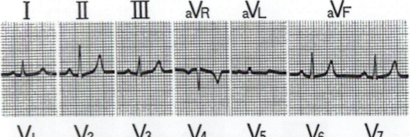
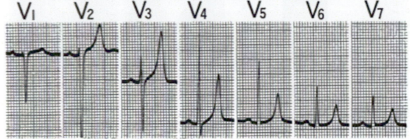

12誘導心電図→高カリウム血症を示す心電図
(和田 敬：新しい心電図とその解説.p329, 図487, 南山堂, 東京, 1973 による)

講義の進め方

```
60歳、男性。意識障害
顔面蒼白、チアノーゼ
半坐位　外頸静脈が怒張

左心不全
急性腎不全
```

```
60歳、男性。意識障害

眼球結膜が蒼白、高カ
リウム血症、全身浮腫、
肺水腫(軽度)

急性腎障害
```

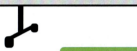　　

救命士A

F：では病態を説明してください。

救命士A：60歳、男性。意識障害の傷病者です。顔面蒼白で、チアノーゼがあります。半坐位でも外頸静脈が怒張しているので体内に水分が過剰な状態だと思います。

F：バイタルは？

救命士A：高血圧です。

F：原因はなんですか？

救命士A：かなり身体の中に水分が溜まってますね。尿も出ていません。

F：心原性ショックですか？

救命士A：そうですね、肺野には断続性、低調性のラ音が聴かれます。これから、左心不全を疑っています。

F：心電図や心音は？

救命士A：心音は正常です。しかし、心電図は電解質異常があります。カリウムが高いのではないでしょうか。

F：電解質異常の原因はなんですか？

救命士A：これは急性腎不全ではないかと思います。

F：これは輸液すべきでしょうか？

救命士A：この病態はうっ血性心不全だと思いますので輸液はすべきではないです。

F：では処置は？

救命士A：本来なら前負荷を減らすべきです。ですから、起坐位がよいかと思います。

F：低酸素については？

救命士A：酸素を投与していくことで対処したいです。

救命士B

F：では病態を説明してください。

救命士B：60歳、男性。意識障害の傷病者です。眼球結膜が蒼白、高カリウム血症、全身浮腫、肺水腫(軽度)となっており、これらは急性腎障害を疑わせる所見です。

F：呼吸状態は？

救命士B：背部から低調性、断続性ラ音が聴こえています。また、低酸素であるので、酸素投与して搬送します。

F：原因はなんですか？

救命士B：これは腎臓機能が低下して体内の水分が排出されない状態です。俗にいううっ血性心不全の状態です。多分、3日間薬を飲んでいますから、風邪が原因か、あるいは薬剤が原因です。

F：心機能はどうですか？

救命士B：心音は正常と思います。しかし、心電図に関してはT波の尖鋭化とQT間隔の狭小化があり、カリウムが高くなっている感じがあります。前負荷が過剰な心原性ショックと思います。

F：口のしびれはなんですか？

救命士B：これはカリウムが上昇したことによる神経の過敏性の亢進と考えています。

F：体位変換の効果は？

救命士B：下肢挙上したらショックがひどくなり、起坐位にするとかなり血圧が戻っています。輸液してはいけないと思います。

診断

急性腎障害（AKI）

診断の根拠となる所見

- 眼瞼結膜が蒼白（貧血所見）
- 異常高血圧
- 外頸静脈の怒張
- 電解質異常（高カリウム血症）
- 全身の浮腫

考察

■急性腎障害（Acute Kidney Injury；AKI）とは

急激な腎機能の低下の結果、体液の恒常性が維持できなくなった状態を急性腎障害という。以前は急性腎不全といい診断するうえでの「腎機能低下の程度や低下速度に関する診断基準」として明文化されたものはないが、血清クレアチニン値が 2.0 ～ 2.5mg/dL 以上へ急速に上昇したもの（基礎に腎機能低下がある場合には血清クレアチニン値が前値の 50 ％以上上昇したもの）、または血清クレアチニン値 0.5mg/dL/day 以上、BUN が 10mg/dL/day 以上の速度で上昇するものを一般的には急性腎不全として扱っていた。しかし、現在は急性腎障害として KDIGO（Kidney Disease:Improving Global Out-come）の AKI のガイドライン① Δ sCre>0.3 mg/dL(48 時間以内）、② sCre の基礎値から 1.5 倍上昇、③尿量 0.5 mL/kg/h 以下が 6 時間以上持続、を用いて判断している（Kellum JA, et al: AKI definition. Kidney International Supplements 2:19-36, 2012）。

慢性腎障害（慢性腎不全）との違いは、①腎機能低下の速度、②原因（急性腎不全では 脱水、ショック、薬物、手術、急速進行性糸球体腎炎、急性間質性腎炎などによるが、慢性腎不全では糖尿病性腎症、慢性糸球体腎炎、腎硬化症などが原因となる）、③可逆性（慢性腎不全は非可逆性で進行性であるのに対し、急性腎不全では腎機能の回復が期待できる）、④治療の目標（急性腎不全では腎機能の回復を目標とし、慢性腎不全では腎機能のそれ以上の悪化を防ぐ）、などが異なる。

参考文献
1) 寺田典生, ほか：特集 急性腎障害；診断と治療の進歩 座談会. 日内会誌 103(5): 1154-1169,2014.
2) 菱田 明：急性腎不全. 日腎会誌 44(2): 94-101,2002.

指導のポイント

本症例の指導のポイントは
①うっ血性心不全である
②急性腎障害であることを理解する
である。

傷病者は近医を受診し薬を処方され 3 日間服用したという病歴から、解熱鎮痛薬による急性尿細管壊死や急性間質性腎炎が疑われる。現在は、尿毒症により意識障害が出ており、その原因が体内の老廃物が排泄できていないこと、またこれがうっ血性心不全の増悪因子になっていることなどを議論する。

心電図では典型的な高カリウムの所見がみられる。T 波の尖鋭化と QT 間隔の狭小化、P 波の消失、QRS 波の拡大、QRS 波、ST 波および T 波の融合による 2 相性波形、VF、VT への移行という流れが言えるかどうかを議論の中で確かめる。

また尿毒症はどんな症状（全身の倦怠感、疲労感、食欲の低下、嘔気や嘔吐、高血圧、睡眠障害、呼吸苦、貧血）があるのかも確認する。

《急性腎障害の症状》

腎の機能	機能異常による所見
1. 老廃物の排泄	高窒素血症 意識障害、全身倦怠感 食欲低下、吐き気、嘔吐 出血傾向、心外膜炎
2. 水・電解質、酸塩基平衡調節 体内 Na と水分量の調節 K 濃度の調節 Ca・P 代謝の調節	浮腫、高血圧、心不全 高 K 血症、不整脈 低 Ca 血症、高 P 血症
3. 内分泌器官としての役割 ビタミン D の活性化 エリスロポエチンの産生 レニン産生	低 Ca 血症 貧血 高血圧

（菱田 明：急性腎不全. 日腎会誌 44(2): 94-101,2002 による）

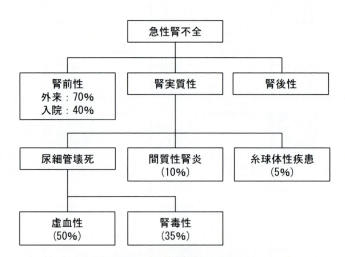

● 急性腎不全の原因と頻度 ●

（Thadhani R, Pascual M, Bonventre JV. Acute renal failure. N Engl J Med 1996; 334: 1448-1460,1996 による）

症例 17

Facilitator Training for POT (FTP)

難易度 **B**

■傷病者情報

覚　知	午後12時40分
傷病者	28歳　男性
主　訴	腹痛
通報者	家族
現　場	○○県○○郡

28歳の男性。家族で生肉を含む焼肉を食べた。4日後に38℃台の発熱、間欠的な腹痛および血便が出現し救急要請。

Q：本症例の病態を説明しなさい

傷病者の外見・身体所見

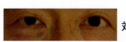
対光反射：正常

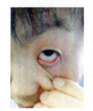
起坐位

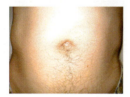
両側腹部に軽度の圧痛を認めたが、反跳痛や筋性防御はなし

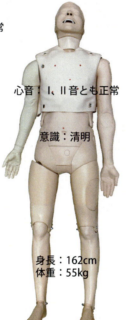
心音：I、II音とも正常
意識：清明
身長：162cm
体重：55kg

[体位による変動]

	血圧	心拍数	SpO₂
仰臥位	140/80	96	95
下肢挙上	120/90	96	93
起坐位	130/80	96	97

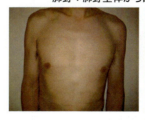
肺野：肺野全体から断続性、低調性ラ音

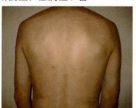
やや湿潤
上肢の運動・感覚は異常なし

リフィリングタイム：3秒
体温：38.2℃

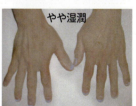

尿は昨日は出ていない

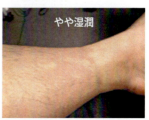
やや湿潤
下肢の運動・感覚は異常なし

12誘導心電図
（和田　敬：新しい心電図とその解説. p329, 図487, 南山堂, 東京, 1973による）

鑑別のポイント

家族で生肉を含む焼肉を食べた。4日後に38℃台の発熱、間欠的な腹痛および血便が出現し救急要請。

	血圧	心拍数	SpO₂
仰臥位	140/80	96	95
下肢挙上	120/90	96	93
起坐位	130/80	96	97

SpO₂低下

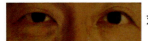
対光反射：正常

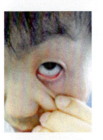

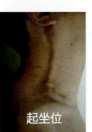

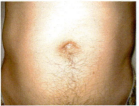
起坐位

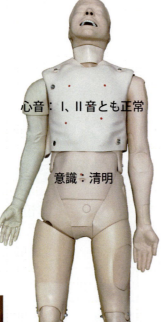
心音：I、II音とも正常
意識：清明
身長：162cm
体重：55kg

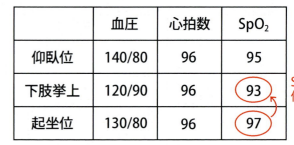
肺野：肺野全体から断続性、低調性ラ音→肺水腫が疑われる

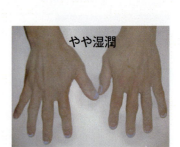
やや湿潤
上肢の運動・感覚は異常なし

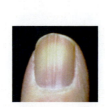
リフィリングタイム：3秒
体温：38.2℃

両側腹部に軽度の圧痛を認めたが、反跳痛や筋性防御はなし

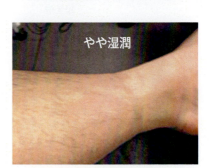
やや湿潤
下肢の運動・感覚は異常なし
浮腫

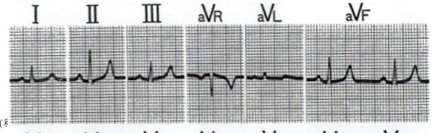

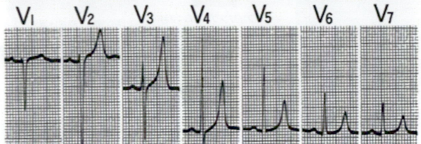

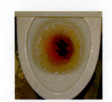
尿は昨日は出ていない
血便

12誘導心電図→電解質異常（高カリウム）

(和田 敬：新しい心電図とその解説．p329, 図487, 南山堂, 東京, 1973による)

講義の進め方

28歳、男性。激しい腹痛、血便(血液の混じった下痢)出血性の大腸菌感染

高カリウム血症
腎不全

腹痛から始まっている血便
出血傾向、腎不全

溶血性尿毒症症候群

 救命士 A

 救命士 B

F：では病態を説明してください。

救命士A：28歳、男性。半坐位で外頸静脈が怒張しているので体内に水分が過剰な状態だと思います。激しい腹痛を伴った水様便(水っぽい下痢)が頻回に起こり、間もなく血便(血液の混じった下痢)があった。

F：バイタルは？

救命士A：ショックではないです。

F：原因はなんですか？

救命士A：腎不全があるのは確かです。これは出血性の大腸菌感染でしょう。

F：心電図や心音は？

救命士A：心音は正常です。心電図は高カリウム血症に特徴的なテント状のT波がみられます。

F：血便は何を意味しますか？

救命士A：出血性の大腸菌感染によるものです。

F：腎不全の原因は？

救命士A：この病態はうっ血性心不全だと思います。特に、この傷病者の場合は水分が体内から出ないことも合わさって心不全になったと考えられます。

F：では処置は？

救命士A：本来なら前負荷を減らすべきです。ですから、起坐位がよいかと思います。

F：では病態を説明してください。

救命士B：28歳、男性。腹痛の傷病者で腸炎を疑います。

F：呼吸状態は？

救命士B：背部から低調性、断続性ラ音が聴こえています。また、低酸素であるので、酸素投与して搬送します。

F：原因はなんですか？

救命士B：これは腎臓機能が低下して体内の水分が排出されない状態です。下肢の浮腫や尿量の低下など俗にいう急性腎不全の状態です。

F：心機能はどうですか？

救命士B：心音は正常と思います。しかし、心電図に関してははっきりしませんが、STは上昇しています。電解質には異常があるのではないかと思います。

F：急性腎不全で電解質異常の状態ですか？

救命士B：そう見えます。ただ、内出血などの出血傾向がありそうです。血小板なども減少しているのではないでしょうか。

F：複雑な状態ですが原因としては何か？？

救命士B：腹痛から始まっている血便(血液の混じった下痢)があるとのことです。血便があり、出血傾向、腎不全などを考えると溶血性尿毒症症候群(HUS)ではないでしょうか。

診断

腸管出血性大腸菌感染症

診断の根拠となる所見

数日前に消化器症状があり、血便がみられる。その後、浮腫、乏尿、心電図でのカリウム上昇を認める(12誘導心電図)。肺野に断続性、低調性のラ音、起坐位での頸静脈怒張があり、容量負荷があることが疑われる。

考察

大腸菌のうちいくつかのものは、人に下痢などの消化器症状や合併症を起こすことがあり、病原性大腸菌と呼ばれる。病原性大腸菌の中には、毒素を産生し、出血を伴う腸炎や溶血性尿毒症症候群(Hemolytic Uremic Syndrome；HUS)を起こす腸管出血性大腸菌と呼ばれるものがある。

腸管出血性大腸菌は、菌の成分(「表面抗原」や「べん毛抗原」などと呼ばれている)によりさらにいくつかに分類され、代表的なものは「腸管出血性大腸菌O157」で、そのほかに「O26」や「O111」などが知られている。

■疫学

腸管出血性大腸菌感染症の患者報告数(無症状病原体保有者を含む)は、平成16年は3,715件、平成17年は3,589件、平成18年は3,910件あり、珍しいケースではない。

■腸管出血性大腸菌とは

赤痢菌が産生する志賀毒素類似のベロ毒素を産生し、激しい腹痛、水様性の下痢、血便を特徴とし、特に、小児や老人では、溶血性尿毒症症候群や脳症(痙攣や意識障害など)を引き起こしやすいので注意が必要。

指導のポイント

この症例の指導のポイントは以下の2点である。
①消化管感染を類推できる
②急性腎不全を観察できる

腹痛から始まっている意識障害、1週間前に激しい腹痛を伴った水様便(水っぽい下痢)が頻回に起こり、間もなく血便(血液の混じった下痢)がある、出血傾向、腎不全などを挙げると腸管出血性大腸菌感染症であると類推できればよい。救命士のテキストでは主にO157感染症という名前で記憶していると思われる。急性腎不全は外頸静脈が怒張、下肢の浮腫などから、腎不全が存在していることがうかがわれる。しかし、心音など問題なく、また心電図からは高カリウム血症が疑われる。呼吸状態は背部から低調性、断続性ラ音が確認できる。意識障害や肺野の雑音などから急性腎不全であることは容易に想像がつくであろう。これらの観察ができているかどうかを確認しながら、ファシリテートしていく。

■腸管出血性大腸菌の感染予防

腸管出血性大腸菌は、感染力が大変強く、少ない菌量でも感染が引き起こされるのが特徴。

■感染症対策

患者の便で汚染した衣類、寝具、おむつは、塩素系消毒剤(次亜塩素酸ナトリウム)などで消毒してから洗濯する。

傷病者の触ったものなどは、消毒用エタノールなどで消毒する。腸管出血性大腸菌は、いろいろな消毒剤に対する抵抗性が弱い細菌である。

消毒用エタノールをはじめ、次亜塩素酸ナトリウム、ポビドンヨード、逆性石けん液(ベンザルコニウム塩化物液)など、市販されているほとんどの消毒剤が有効。

参考文献
1) 中川 潤一, 豊岡 重剛, 林 正則, ほか：腸管出血性大腸菌O157感染による成人溶血性尿毒症症候群の1例. 日本消化器病学会雑誌95(1):41-45,1998.
2) 溶血性尿毒症症候群の診断・治療ガイドライン作成班：溶血性尿毒症症候群の診断・治療ガイドライン. 五十嵐隆国立成育医療研究センター総長(編), 東京医学社, 東京,2014.

Column

《救急と人口減少》

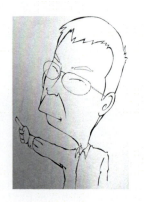

今、日本は人口がこれからフリーフォールのように減少していくといわれています。東京にいると実感できないのですが、時々、帰省したときにそうだなあと思うことがよくあります。多分、人口減少で問題となるのは地方の救急ではないでしょうか。点在する独居老人がもし転倒受傷したとすると、救急病院まではかなりの搬送時間を取られると思います。自治体自体が消滅する可能性もあり、合併や人員が削減されてゆくのではないかと考えられます。つまり、広い守備範囲を少ない人員で搬送するということになるのではないかと思います。搬送時間が長くなればなるほど、処置の重要性が出てくるのではないでしょうか。

今後どのように救急が変わっていくのかは、日本の人口構成とは切っても切れない問題となっていくと思います。

症例 18

Facilitator Training for POT (FTP)

難易度 **B**

■傷病者情報

覚　知	午前7時40分
傷病者	47歳　男性
主　訴	動悸、胸部不快感
通報者	通勤途中の他人
現　場	○○県○○市駅構内

　47歳の男性。動悸、胸部不快感のため救急車要請。以前から1ヵ月に2回程度の5分ほど続く動悸を自覚しており、2年前の健康診断で心電図異常を指摘されていたが、医療機関は受診していなかった。本日7時半頃に駅で突然意識を失って倒れたため、見かけた人が通報(医師国家試験111回D21から改変)。

Q：本症例の病態を説明しなさい

傷病者の外見・身体所見

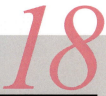
対光反射：正常

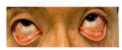

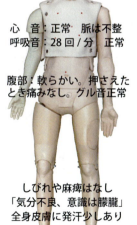

心音：正常　脈は不整
呼吸音：28回/分　正常

腹部：軟らかい。押さえたとき痛みなし。グル音正常

しびれや麻痺はなし
「気分不良、意識は朦朧」
全身皮膚に発汗少しあり

リフィリングタイム：2秒
体温：36.9℃

[体位による変動]

	血圧	心拍数	SpO$_2$
仰臥位	64/50	160	96
下肢挙上	75/60	160	96
起坐位	60/40	160	96

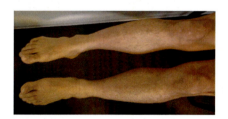

起坐位

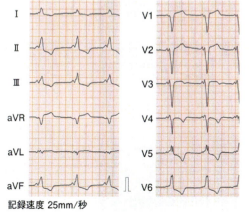
12誘導心電図　安静時
記録速度 25mm/秒

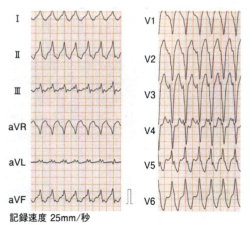
発作時の心電図
記録速度 25mm/秒

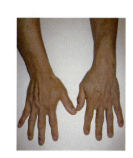

鑑別のポイント

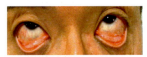
対光反射：正常

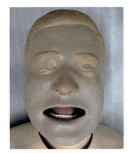
顔面蒼白

	血圧	心拍数	SpO$_2$
仰臥位	64/50	160	96
下肢挙上	75/60	160	96
起坐位	60/40	160	96

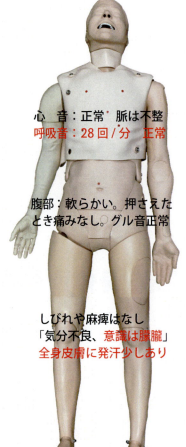

心音：正常　脈は不整
呼吸音：28回/分　正常

腹部：軟らかい。押さえたとき痛みなし。グル音正常

しびれや麻痺はなし
「気分不良、意識は朦朧」
全身皮膚に発汗少しあり

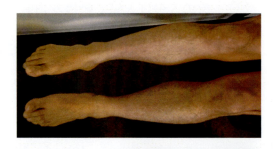

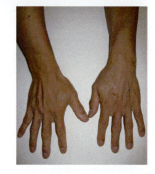

リフィリングタイム：2秒
体温：36.9℃

起坐位

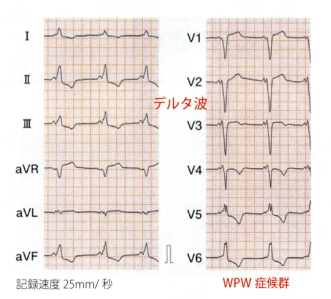

デルタ波
WPW症候群
記録速度 25mm/秒
12誘導心電図　安静時

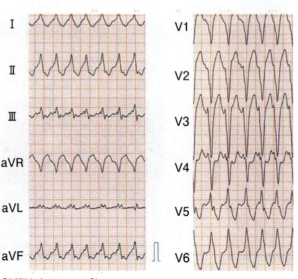

記録速度 25mm/秒
発作時の心電図

講義の進め方

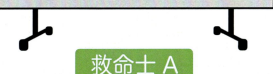

PSVT？
Af?

心電図でデルタ波を観察

頻脈はWPW症候群が原因のPSVT

救命士 A

F：では病態を説明してください。

救命士A：47歳、男性。気分不良の傷病者です。頻脈発作で気分不良でした。

F：バイタルは？

救命士A：頻脈と低血圧でしたが、今は問題ありません。

F：原因はなんですか？

救命士A：PSVTだと思います。

F：心電図や心音は？

救命士：心音は正常です。心電図もAfかもしれません。

F：頻脈は何を意味しますか？

救命士A：はっきりわかりません。不明です。

F：原因は？

救命士A：代謝性なのか電解質異常なのか？わかりません。

F：では処置は？

救命士A：特にいらないと思います。

救命士 B

F：では病態を説明してください。

救命士B：47歳、男性。気分不良の傷病者です。頻脈発作で気分不良でした。

F：呼吸状態は？

救命士B：正常です。

F：原因はなんですか？

救命士B：明らかにデルタ波がみられますので、何かの原因でPSVTになったのでしょう。

F：心機能はどうですか？

救命士B：心音は正常と思います。

F：処置は？

救命士B：本来なら除細動したいところですが、VTでも意識があり、救命士には除細動できないので早期搬送です。

F：脈なしVTならどうですか？

救命士B：当然、行います。

診断

WPW (Wolff-Parkinson-White) 症候群による頻拍性不整脈

診断の根拠となる所見

・頻拍発作
・心電図 (デルタ波)

考察

　意識障害のため搬送された 47 歳、男性。来院時は意識レベルの低下と血圧の低下とを認め緊急対応を要する。心電図ではデルタ波がみられ WPW 症候群に矛盾しない。発作時は幅広い QRS 波が不規則にみられ、心拍数が 150/ 分程度と頻拍を呈している。WPW 症候群に心房細動を合併した頻拍と考えられる。血圧が低下しており、直ちに除細動をする必要がある。

■ WPW (Wolff-Parkinson-White) 症候群
　WPW 症候群 (早期興奮症候群) は最も一般的な副伝導路性上室性頻拍であり、約 1 ～ 3/1,000 名に発症する。WPW 症候群は主に特発性であるが、肥大型心筋症もしくはほかの型の心筋症、大血管転位、またはエプスタイン奇形の患者でより一般的にみられる。肥大型および他の型の心筋症により心房拡大を生じると、WPW 症候群の患者は心房細動を起こしやすくなる。ほとんどの患者は若年成人期または中年期に症状を呈する。
　典型的には、患者は突然発症して突然停止する速くて規則的な動悸のエピソードを有し、これはしばしば血行動態不全症状 (例: 呼吸困難、胸部不快感、浮遊感) を伴う。
　発作は数秒間だけで治まることもあれば、数時間継続することもある (稀に 12 時間を超える)。
　徴候は通常、心拍数が 160 ～ 240 拍 / 分であることを除いて特筆すべき点はない。多くのエピソードは治療前に自然に停止する (http://merckmanual.jp/mmpej/sec07/ch075/ch075g.html?qt=PSVT% 20&alt=sh)。

■ WPW 症候群と突然死
　顕性 WPW 症候群は 1 ～ 2 人 /1,000 人、突然死発症率は 0.02 ～ 0.15 % / 年、心室細動の発症率はその 3 ～ 4 倍程度と報告されている。無症候性に経過していても初回の心房細動発症時に心室細動に移行する例が稀に存在する。心室細動は男性でかつ若年者に発生しやすい。心房細動や回帰頻拍の既往例では、心室細動の危険が高くなる。初回の心房細動発作で約半数が心室細動へ移行するとの報告がある。複数の Kent 束を有する例では 20 ～ 40 % に心室細動が発症するとされる (循環器病の診断と治療に関するガイドライン (2003-2004 年度合同研究班報告): 心臓突然死の予知と予防法のガイドライン.Circulation Journal69(Suppl IV):1261,2005)。

指導のポイント

　頻拍発作があることより、PSVT などがまず頭に浮かぶと思われる。すぐ、12 誘導心電図でデルタ波を確認し、WPW 症候群であることを理解させる。救命士は ST のみに注意して、ほかの波形の異常を見落とす傾向がみられる。これを丁寧に指導する。
　この症例の対処について講義する。この場合は自然に戻らないので、なんとかしないといけないが、迷走神経刺激法という息をこらえたり冷たい水を飲んだりすることによって自律神経に影響を与え、頻拍を止める治療法しかない。これで効果がない場合は、電気的除細動で心臓に電気刺激を与えることで異常な電気興奮を正し、正常な電気興奮に戻すことができる。この症例はこれが適応になると考えられ、行うことができる施設へ搬送するしかない。本症例は脈あり VT であるので早期搬送しかないが、搬送途中に脈なし VT に移行した場合は AED を行うことができる。

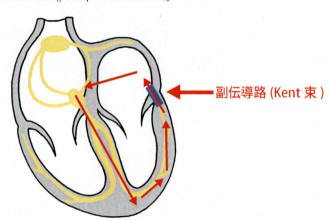

副伝導路 (Kent 束)

症例 19
Facilitator Training for POT (FTP)
難易度 A

■傷病者情報

覚　知	午後12時40分
傷病者	56歳　男性
主　訴	意識障害
通報者	家族
現　場	○○県○○郡

　56歳の男性。呼吸困難を伴う意識障害のため救急車で搬送された。庭木の手入れ中、蜂に刺され、数分後に倒れた。意識は混濁している。直近の病院までは約1時間の山奥である（医師国家試験100回F57から改変）。

Q：本症例の病態を説明しなさい

傷病者の外見・身体所見

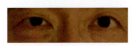
対光反射：正常
瞳孔径：3mm、左右差なし

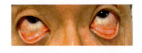

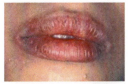

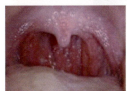
咽頭部

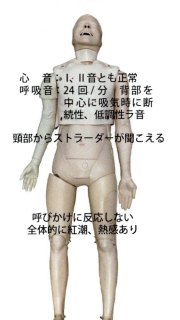
心　音：I、II音とも正常
呼吸音：24回/分　背部を中心に吸気時に断続性、低調性ラ音
頸部からストラーダーが聞こえる
呼びかけに反応しない
全体的に紅潮、熱感あり

[体位による変動]

	血圧	心拍数	SpO$_2$
仰臥位	80/40	150	91
下肢挙上	86/45	140	91
起坐位	74/40	140	94

リフィリングタイム：3秒
体温：37.8℃

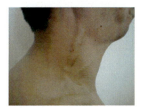
仰臥位→半坐位では外頸静脈は確認できない

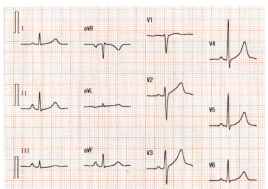

12誘導心電図

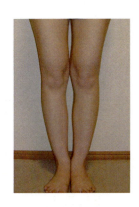

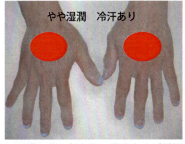
やや湿潤　冷汗あり
両手背に蜂の刺し傷、発赤および腫脹を認める

鑑別のポイント

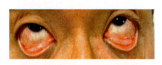
対光反射：正常
瞳孔径：3mm、左右差なし

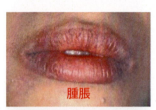

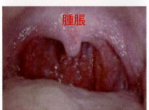
腫脹
腫脹
咽頭部
喘息の発生、上部気道の閉鎖（腫脹による）

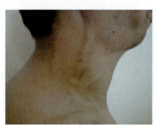
仰臥位→半坐位では外頸静脈は確認できない（循環血液量の減少）

[体位による変動]

	血圧	心拍数	SpO$_2$
仰臥位	80/40	150	91
下肢挙上	86/45	140	91
起坐位	74/40	140	94

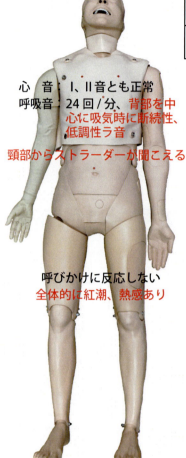
心　音：I、II音とも正常
呼吸音：24回/分、背部を中心に吸気時に断続性、低調性ラ音
頸部からストラーダーが聞こえる

呼びかけに反応しない
全体的に紅潮、熱感あり

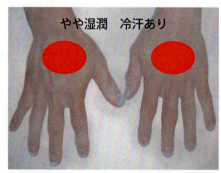
やや湿潤　冷汗あり
両手背に蜂の刺し傷、発赤および腫脹を認める

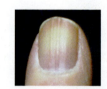
リフィリングタイム：3秒
体温：37.8℃

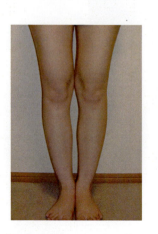

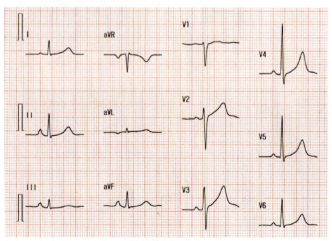
12誘導心電図

講義の進め方

```
アナフィラキシーショック

ショックバイタル、意識障害、皮膚所見（腫脹、紅潮）、肺野に断続性、低調性のラ音、喉頭浮腫
```

```
アナフィラキシーショック

気道閉塞と循環血液量の分配異常による血圧低下
ショック、意識障害、皮膚所見（腫脹、紅潮）、肺野に断続性、低調性のラ音、喉頭浮腫
```

 救命士A

 救命士B

F：では病態を説明してください。
救命士A：アナフィラキシーショックです。
F：理学的所見でこの症例に現れているものをすべて挙げてください。
救命士A：ショック、意識障害、皮膚所見（腫脹、紅潮）、肺野に断続性、低調性のラ音、喉頭浮腫です。
F：処置については？
救命士A：まず、アドレナリンの皮下注射を考慮します。もし、持っていないとなると早期搬送しかないのではないかと思います。
F：この症例は緊急度が高いと思いますか？
救命士A：高いです。喉頭浮腫だと思います。なぜかというと、気道閉塞は起こってしまうと処置が難しくなるし、蘇生も難しくなるからです。
F：輸液はどうしますか？
救命士A：末梢の血管が拡張して、心臓に戻ってくる循環血液量が減少していて、血圧も低いので行いたいと思います。
F：しかし、肺では雑音がしますね。
救命士A：肺でも同様に血管透過性が増して間質に水が漏れていると考えられます。
F：輸液して大丈夫ですか？
救命士A：確かにこれを増長させる可能性がありますが、下肢挙上で血圧が上がるので一定の効果はあると判断します。
F：搬送に1時間かかりますがどうしますか？
救命士A：ドクターヘリを呼ぶしかないと考えます。ただ、山奥なので可能かどうかは不明です。
F：ありがとうございました。

F：では病態を説明してください。
救命士B：アナフィラキシーショックです。気道閉塞と循環血液量の分配異常による血圧低下がみられます。
F：では理学的所見でこの症例に現れているものをすべて挙げてください。
救命士B：ショック、意識障害、皮膚所見（腫脹、紅潮）、肺野に断続性、低調性のラ音、喉頭浮腫です。体温が高いのは炎症によるものと考えられます。
F：もし、このまま心停止になったらどうしますか？
救命士B：胸骨圧迫は行います。もちろん、気道管理も行います。心停止前に輸液が確保できれば、アドレナリン投与が遅くなることもないので効果があると思います。
F：しかし、肺では雑音がしますね。
救命士B：確かに肺水腫に似た症状があります。輸液はアドレナリン投与する点では有利だと思います。
F：ではショックとして扱い、なるべく早期に静脈路確保を行うということですか？
救命士B：そうです。今までは心肺停止にならないと静脈路確保が難しかったのですが、今は事前に可能なのでかなり有利な対応ができるのではないかと思います。
F：気道確保は？
救命士B：気道閉塞がやはり一番問題です。緊急度はこれが一番ではないかと考えられます。よって、私なら搬送が1時間以上あるので一番近くの病院で気管挿管してもらうのが得策ではないかと考えます。
F：ありがとうございました。

診断

アナフィラキシーショック

診断の根拠となる所見

- ショック
- 意識障害
- 皮膚所見 (腫脹、紅潮)
- 肺野に断続性、低調性のラ音、ストライダー (上気道閉塞)
- 喉頭浮腫

考察

ハチに刺されたことによるアレルギー反応で起こったアナフィラキシーショックである。

■アナフィラキシーの所見
皮膚症状：蕁麻疹、痒み、皮膚が赤くなる
粘膜症状：唇、舌、口の中、眼瞼が腫脹
呼吸器系症状：息切れ、咳、呼吸音 (喘息とストライダー)
循環器症状：血圧低下による失神

■昆虫によるアナフィラキシー
- 人口の 0.36％がハチ毒過敏症状を呈する (栃木県 8 万人の調査)(生井聖一郎, ほか：アレルギー 33：344-356, 1984)。
- 林野庁営林局 (現森林管理局) の職員の 67.5％にハチ刺傷歴があり、ショック症状は 11.8％と報告されている (全国 40,382 名の調査)(福田 健(編)：総合アレルギー学. 改訂第 2 版, pp609-617, 南山堂, 東京, 2010)。
- 林業・木材製造業従事者の 40％、電気工事従事者の 30％がハチ毒特異的 IgE 抗体陽性である (栃木県および福岡県 1,718 名の調査)(Hayashi Y, et al：Allergol Int 63： 21-26, 2014)。
- ハチ刺傷はアシナガバチ、スズメバチ、ミツバチの順に多い (福田 健(編)：総合アレルギー学. 改訂第 2 版, pp609-617, 南山堂, 東京, 2010)。
- 短期間に 2 回刺傷されるとアナフィラキシーを生じやすい (Pucci S, et al：Allergy 49：894-896, 1994)。
- ハチ毒アレルギーに対するアレルゲン免疫療法が有効であるが、日本では保険適応がない。

■アナフィラキシーの処置について
アナフィラキシーが明らかに疑われた場合は以下の要領で行う。
①バイタルサインの確認 (血圧、心拍数、SpO2、呼吸音は肺野と上気道を確認する)
②咽頭部、皮膚所見を確認する
③アドレナリンを持っているのなら筋注を行う
④酸素投与 (これはバイタルサインを確認すると同時に開始する)
⑤傷病者を仰臥位にして下肢を挙上させる
⑥ショックバイタルなら静脈路確保して輸液を開始
⑦バイタルの 5 分間ごとの確認
(日本アレルギー学会：アナフィラキシーガイドライン. pp7-8, 日本アレルギー学会, 東京, 2014 による)

■アドレナリンの筋注について
アナフィラキシーと診断できる場合は、大腿部前面中央に 0.1％アドレナリン 0.01mg/kg を筋肉注射する。血中濃度は筋肉注射後 10 分程度で最高になり、40 分程度で半減する。アドレナリンの効果は意外に短いので、症状が継続する場合は追加投与する。
エピペン®穿刺は失敗することもある。『エピペン®をドンっと 10cm くらい上から勢いつけて打った結果、「カチッと音はせず、エピペン®の針はなんと 90 度に曲がってしまった』なんてことはあり得る。効果があるのかどうかはしっかりと確認する。

指導のポイント

指導のポイントは、
①アナフィラキシーショックの病態を観察できる
②アナフィラキシーショックの傷病者の処置ができる
③搬送を計画できる
である。
アナフィラキシーショックの病態は気道系であれば、喉頭浮腫、肺野に断続性、低調性のラ音などが挙げられる。また循環器系として末梢血管が拡張しているショックが挙げられる。アナフィラキシーショックの傷病者の処置についてはまず、喉頭浮腫にどう対応するかを議論する。エピペン®の使用ができるのかどうか？ また、使用できないときはどうするのかなどをファシリテートして議論する。救急救命士はエピペン®の使用には傷病者が持参している場合につき使用ができるが、大半はそうでないケースである。また、経験などを聞き出すのもよい。
ショックのバイタルに対してはどう対応するか議論する。下肢を上げて血圧が高くなることより、循環血液量を増やすことは 1 つの方法であるが、肺野で透過性の亢進がみられるので、輸液が有利に働くのかどうかを議論する。正しい解答はどれであると決められないが、それぞれの長所、短所をしっかり議論する。
搬送については、ドクターヘリ、ドクターカー、バイパスして直近の病院へ向かうなどさまざまな考えがある。そこをみんなで議論する。夜間であればどうするのか、また悪天候ならどうするのかなども考慮する。

《 ハチ毒成分 》

分類	原因物質	症状
痛みを起こす毒成分	ヒスタミン	痛み、痒み、発赤
	セロトニン、アセチルコリン (スズメバチ類に多い)	ヒスタミンより強い痛み
アレルギー反応を起こす毒成分	ホスホリパーゼ A などの酵素類	血圧低下、呼吸困難などのアナフィラキシー症状
その他の毒成分	メリチン (ミツバチ) アパミン (ミツバチ)	溶血作用 神経毒
	ハチ毒キニン (スズメバチ、アシナガバチ)	不明

(林業・木材製造業労働災害防止協会：蜂刺されの予防と治療. 1996 より作成)

症例 20

Facilitator Training for POT (FTP)

難易度 **C**

■傷病者情報

覚　知	午前7時40分
傷病者	40歳　男性
主　訴	動けない
通報者	本人
現　場	神奈川県厚木市

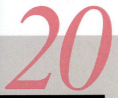

　40歳の男性。ベッドから起きあがれないということで救急要請。3週間ほど前に下痢と腹痛が続いて仕事を休んだ。様子がおかしいことに最初に気がついたのは家族で「歩き方がおかしいよ」と言われた。自分では特に具合の悪いところがあるとは思っていなく、"気のせいだよ"と軽く受け流して、いつものように通勤していたが、バスを降りてホームに向かいながら、背伸びをしたつもりがうまく背伸びができず、両足ともすぐに踵が地面に下りてしまった。気がつくと、電車の中でまっすぐに立っているのが難しくなっていて、駅が近づいてブレーキが掛かる度につんのめりそうになった。先週になると両脚の力はますます弱くなり、朝起きてベッドから立ちあがるのに、脇の机で身体を支えなければいけなくなった。駅の階段では、手すりにつかまって上るのがやっとになった。腕の力も落ちてきて、電車の中で薄い本を片手で持って読むことができず、持ち替えてもうまくいかなかった。今朝は、まったく動けなくなり、救急要請した。

Q：本症例の病態を説明しなさい

傷病者の外見・身体所見

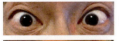
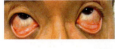
対光反射：正常

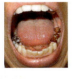
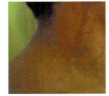
頸部

心　音：Ⅰ、Ⅱ音とも正常
呼吸音：24回/分　正常
意識は清明
少ししゃべりにくそうな感じ

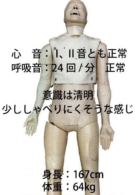
身長：167cm
体重：64kg
（最近痩せてきていた）

[体位による変動]

	血圧	心拍数	SpO₂
仰臥位	120/60	100	96
下肢挙上	120/60	100	96
起坐位	120/60	100	96

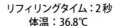
リフィリングタイム：2秒
体温：36.8℃

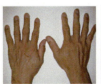
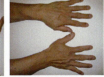
左右対称性の麻痺

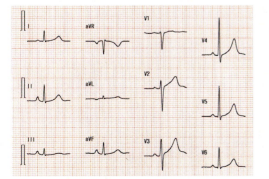
12誘導心電図

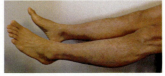
3週間前は下痢が多かった　　弛緩性で左右対称性の麻痺

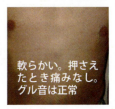
軟らかい。押さえたとき痛みなし。グル音は正常

鑑別のポイント

	血圧	心拍数	SpO$_2$
仰臥位	120/60	100	96
下肢挙上	120/60	100	96
起坐位	120/60	100	96

徐々に進行する神経麻痺

正常
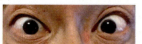
対光反射：正常

正常
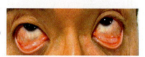

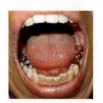

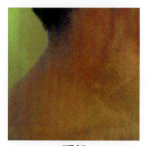
頸部

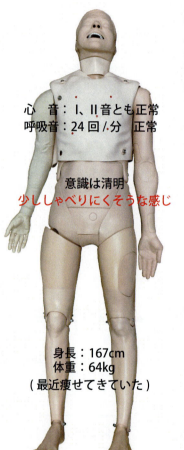
心　音：I、II音とも正常
呼吸音：24回/分　正常
意識は清明
少ししゃべりにくそうな感じ

身長：167cm
体重：64kg
（最近痩せてきていた）

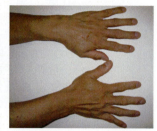
左右対称性の麻痺

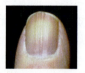
リフィリングタイム：2秒
体温：36.8℃

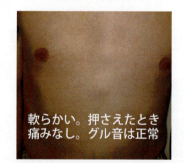
軟らかい。押さえたとき
痛みなし。グル音は正常

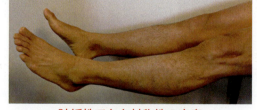
弛緩性で左右対称性の麻痺

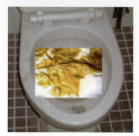
3週間前は下痢が多かった

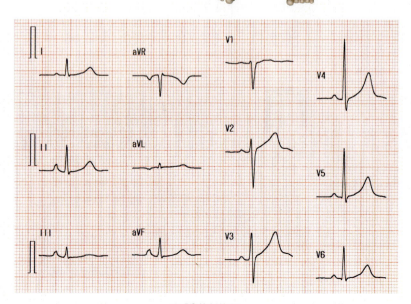
12誘導心電図

講義の進め方

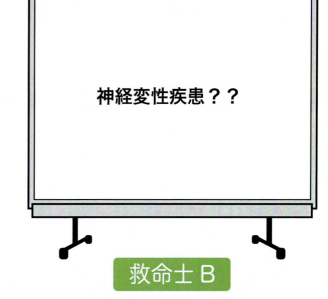

救命士 A

F：では病態を説明してください。

救命士 A：40 歳、男性。四肢麻痺の傷病者です。意識はクリアです。消化器症状も依然あるので、何か感染性のものを疑っています。もしかすると、低血糖かもしれません。

F：バイタルは？

救命士 A：ほとんど正常です。

F：麻痺の原因は？

救命士：四肢麻痺はよく脊髄損傷でみられるのですが、これでは外傷ではないですし。

F：ほかに何かありませんか？

救命士 A：何か進行しているような感じにみえます。

F：中枢神経系の何が疑われますか？

救命士 A：感染症があってそれが広がってきているような気がします。

F：混ざっているのでしょうか？

救命士 A：中枢性なのか？　または電解質異常なのか？

F：どれでしょうか？

救命士 A：不整脈、下痢などが説明つきにくいのですが・・・。甲状腺機能亢進症でしょうか？周期性四肢麻痺みたいな。

F：代謝性のものですか？

救命士 A：代謝性のものでしょう。内分泌などが考えられます。

F：結論は出ていませんが、終わります。

救命士 B

F：では病態を説明してください。

救命士 B：中年男性。四肢麻痺の傷病者です。それも進行している疾患です。多分、変性疾患だと思います。

F：どのような？

救命士 B：はっきりとはわからないのですが、先行する感染が多分キーだと思います。

F：感染症は疑われないのですか？

救命士 B：それもあるかもしれません。

F：わかりました。ありがとうございました。

■ 診断

ギラン - バレー症候群

■ 診断の根拠となる所見

先行感染に続く、四肢の運動神経麻痺。

■ 考察

ギラン - バレー症候群は、一般的には細菌・ウイルスなどによる上気道の感染や下痢などの感染があり、1〜3週間後に両足に「力が入らない (筋力低下)」や「しびれる (異常感覚)」などで発症する。

筋力の低下は急速に上方へ進行し、足全体や腕にも及び、歩行時につまずく、階段があがれない (運動麻痺) に至ることがある。さらに、顔の筋肉が麻痺する、食べ物が飲み込みにくい、声が出にくい、物が二重に見える、呼吸が苦しいなどの症状も起こることもある。

これらの症状はピークに達するまでは急速に悪化し、時には人工呼吸器が必要となることもある。症状が軽い場合は自然に回復することもあるが、多くの場合は入院により適切な治療 (免疫グロブリン静注療法や血液浄化療法など) が必要となる。

原因としては神経症状に先立つ感染症がみられる場合もあるが、感染症かどうかはっきりしない場合も多く、稀ではあるが医薬品によっても同様の症状が現れることがある。原因医薬品としてはインフル

エンザ、肺炎球菌、ポリオなどのワクチンや肝炎治療などに使用されるインターフェロン製剤、関節リウマチなどに使用されるペニシラミン、感染症に使用されるニューキノロン系抗菌薬、HIV 感染症に使用される抗ウイルス化学療法薬、抗がん剤などが知られている。

参考文献
1) 「ギラン・バレー症候群, フィッシャー症候群診療ガイドライン」作成委員会 (編)：ギラン・バレー症候群. 日本神経学会 (協力機関：日本神経治療学会, 日本神経免疫学会, 日本末梢神経学会, 厚生労働省「免疫性神経疾患に関する調査研究」班)(監修), フィッシャー症候群診療ガイドライン 2013. 南江堂, 東京,2013,
2) 厚生労働省：重篤副作用疾患別対応マニュアル　ギラン・バレー症候群 (急性炎症性脱髄性多発神経根ニューロパチー), 急性炎症性脱髄性多発根神経炎).2009 年 5 月

■ 指導のポイント

ギラン - バレー症候群の一般的な症状を把握する。

ギラン - バレー症候群は医学的な緊急事態であり、生命機能の継続的なモニタリングとサポートが必要である。重症例では呼吸筋が障害を受けるので、必要に応じて呼吸補助が必要なことが多い。搬送に関してはこの徴候を重視しておかないといけない。肺活量が 15mL/kg 未満であれば、気管挿管が適応となるといわれているが、救命士では意識がある状態ではできないので、ドクターカー、ドクターヘリを要請して医師に行ってもらう必要性もありうることなどを話し合う。首を曲げて枕から頭を起こすことができないというのは、もう 1 つの危険徴候であるといわれる。これは横隔神経 (横隔膜) の減弱と同時にしばしば生じるので、救急隊としては重要な観察項目である。

Column

《 医師の診断と救命士の病態推論の違い 》

POT では病気を当てるゲームのように感じるかもしれません。しかし、医師の行う診断と救命士の病態推論と少し違うと思います。

医師の診断はじっくり時間をかけて、病態や所見や検査データから病気をしっかり見つけ出すことに主眼が置かれます。時間的な余裕があるので、いろいろと考えたり調べたりもできます。しかし、救命士の病態推論は時間を取るわけにはいきません。短時間でしかも理学的所見しか観察できないのですから、細かいことまで考えることはできません。ただ、救急要請があるということは症状がかなりひどく、意識レベルや生命に危機が及んでいることが多いはずです。ですから、診察室でみる場合よりは、典型的な症状が観察できる可能性があると思います。救命士の方は典型的な症状を網羅しながら、大きく診断がずれなければ問題はないと思います。"スピーディーに観察して、病態を推論する"ことが、救命士に求められていると思います。

《著者紹介》

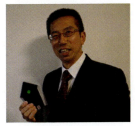
（住友理工と共同開発した胸骨圧迫訓練機器『しんのすけくん』を手に持つ著者）

南　浩一郎

一般財団法人救急振興財団救急救命東京研修所　教授
自治医科大学医学部麻酔科学・集中治療医学講座(麻酔科学部門)　講師
自治医科大学医学部救急医学講座　講師
〈専門分野〉救急医学、麻酔学、薬理学、産業医学

学歴
1965年 鹿児島県出身
1983年 産業医科大学医学部医学科入学
1995年 同大学院医学研究科(生体情報系専攻)修了［博士(医学)］
1995年 同麻酔科学助手
1995年 米国コロラド大学 Life Sciences Center 薬理学教室 Postdoctoral fellow 日本学術振興会から海外の中核的研究拠点への派遣研究員
2000年 産業医科大学医学部麻酔科学講師
2005年 日本学術振興会科学研究費委員会専門委員
2006年～現職

　麻酔学、救急医学、薬理学を専攻。日本麻酔科学会認定指導医、労働衛生コンサルタントの資格を有し、企業産業医活動も行っている。
　現在は、プレホスピタルの教育に従事している傍ら、産業医学と救急医学の融合をライフワークとして職域での蘇生活動の普及を行っている。趣味は年2～3回のフルマラソン参加(日本体育協会公認スポーツドクター)とものづくりで、救急蘇生訓練機器などを企業とともに開発している。

POTファシリテーター養成マニュアル Vol. 3
ISBN978-4-907095-45-1 C3047

平成30年7月1日　第1版発　行
平成31年4月1日　第1版第2刷

著　者 ——— 南　　浩　一　郎
発行者 ——— 山　本　美　惠　子
印刷所 ——— 三　報　社　印　刷 株式会社
発行所 ——— 株式会社 ぱーそん書房
　　　　〒101-0062 東京都千代田区神田駿河台2-4-4(5 F)
　　　　電話(03) 5283-7009(代表)/Fax (03) 5283-7010

Printed in Japan　　　　　　　　　　　　Ⓒ MINAMI Kouichiro, 2018

- 本書の複製権・翻訳権・上映権・譲渡権・公衆送信権（送信可能化権を含む）は株式会社ぱーそん書房が保有します．
- JCOPY ＜出版者著作権管理機構　委託出版物＞
  本書の無断複製は著作権法上での例外を除き禁じられています．複製される場合には，その都度事前に出版者著作権管理機構(電話 03-5244-5088, FAX 03-5244-5089, e-mail : info@jcopy.or.jp)の許諾を得て下さい．